AF455908

ÉTUDES

SUR LES

FIÈVRES INTERMITTENTES

COMPLIQUÉES

DE DIVERSES LÉSIONS VISCÉRALES.

FIÈVRES INTERMITTENTES

COMPLIQUÉES

DE PNEUMONIES.

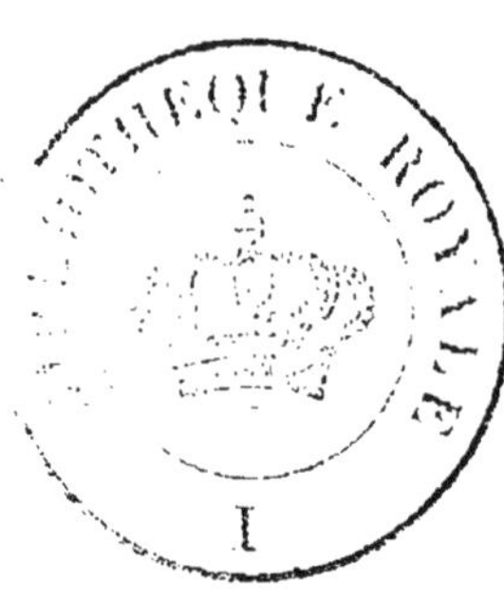

PREMIER MÉMOIRE.

PAR M. MARCÉ, D.-M. P.,

MEMBRE DE LA SOCIÉTÉ ROYALE ACADÉMIQUE DU DÉPARTEMENT DE LA LOIRE-INFÉRIEURE.

NANTES,

IMPRIMERIE DE M.me V.e CAMILLE MELLINET.

1845.

ÉTUDES et observations sur les fièvres pernicieuses pneumoniques. La congestion viscérale qui leur est propre, suit-elle la même marche que les accès fébriles eux-mêmes ; et cette congestion affecte-t-elle dans l'organe respiratoire un mode spécial de localisation? par M. MARCÉ, D.-M. P.

MÉMOIRE LU A LA SECTION DE MÉDECINE DE NANTES, LE 15 AVRIL 1842.

Nous nous sommes posé ces deux questions à l'occasion de quelques cas de fièvres pernicieuses pneumoniques, que nous avons été à même d'observer. Nous nous sommes demandé si ces affections considérées au point de vue exclusivement symptomatique ne pouvaient pas se présenter avec des phénomènes qui se distinguassent entre eux par une physionomie particulière ; si, par exemple, les accidents fébriles et congestionnels qui les caractérisent, au lieu d'être tous astreints à une marche uniforme, nécessaire, ne différaient pas au contraire les uns des autres par un mode spécial d'évolution, lequel n'aurait pas été suffisamment distingué, analysé.

Les anciens semblent avoir tout dit sur l'élément fébrile propre aux affections pyrétiques ; qu'ajouter, en effet, aux recherches profondes qu'ils nous ont léguées sur le type, sur les paroxysmes, sur les transformations et le traitement de ces curieuses maladies ?

Quant à l'élément congestionnel qui les spécialise, ils ne l'ont certes pas oublié, puisque cette circonstance leur a servi à classer les différentes espèces et variétés de fièvres pernicieuses. Mais il est évident que, sous ce dernier rapport, les données symptomatiques signalées par les anciens, manquent de précision. Comment pouvait-il en être autrement? L'imperfection du diagnostic anatomique, l'imperfection non moins grande des moyens d'investigation (l'auscultation et la percussion leur manquaient), n'avaient pas permis que la congestion viscérale propre à la fièvre pernicieuse pneumonique, pût être étudiée avec tout le soin et toute la perfection désirables.

Il est arrivé de cet état de choses, que les observations des anciens sur ces graves et importantes maladies n'ont été accueillies qu'avec une sorte de doute. La fièvre pneumonique pernicieuse n'a point, en quelque sorte, obtenu d'existence scientifique: des pathologistes éminents, MM. Andral et Chomel ont avoué qu'ils ne pouvaient se prononcer sur la question des fièvres pernicieuses pneumoniques, ou (comme ils les appellent) des pneumonies à marche intermittente; dans leurs volumineux ouvrages, ils n'ont consacré que quelques mots à cette question; en un mot, ils ne s'expliquent pas d'une manière franche sur l'entité morbide que les anciens médecins désignaient sous le nom de fièvre pernicieuse pneumonique.

Le silence de la science moderne sur ce genre d'affections, tient peut-être à ce que les deux éléments qui les constituent, savoir: la fièvre et la congestion viscérale n'ont pas été suffisamment distingués, il s'agirait donc de compléter par de nouvelles recherches l'œuvre des anciens, et de faire, pour les congestions viscérales pyrétiques, ce qu'ils ont exécuté avec tant de supériorité pour l'élément fébrile lui-même. Nous avons cherché à appliquer ces idées à l'analyse de quelques cas de fièvres pernicieuses pneumoniques. Après avoir séparé les accès fébriles des accidents congestionnels, nous nous sommes efforcés d'étudier ceux-ci dans les phases diverses de la fièvre coïncidente.

Les cas de fièvres pernicieuses pneumoniques que possède la science, n'ayant point, jusqu'à ce jour, été recueillis à ce point de vue, il sera difficile d'en faire ressortir des données bien complètes.

Toutefois, le but que nous avons poursuivi dans ces études ne nous semblerait point devoir être perdu de vue, puisqu'il tendrait à faire connaître par le moyen de l'auscultation et de la percussion, l'élément congestionnel de la fièvre pneumonique, d'indiquer la marche et la localisation de cette fluxion viscérale, au milieu des paroxismes de la fièvre coïncidente.

Quoiqûe tous les praticiens, et ceux de nos contrées surtout, sachent parfaitement que certaines maladies fébriles graves, masquées sous les symptômes d'une vraie pneumonie, réclament l'emploi du quinquina; qu'en un mot il existe des fièvres pernicieuses pneumoniques, nous avons interrogé les auteurs faisant autorité dans la science, sur la réalité de cette affection, considérée comme individualité morbide et nosologique.

L'existence des fièvres intermittentes ou rémittentes pneumoniques, et, par suite, la nécessité, dans ces cas, des anti-périodiques, sont des faits depuis long-temps acquis à la science et à la pratique.

Nous lisons dans Sarconne (*Histoire raisonnée des Maladies observées à Naples en* 1764, page 202) que la périodicité des maladies aiguës de poitrine n'est pas chose nouvelle en médecine, et cet illustre observateur s'étonne du silence des auteurs à cet égard, lorsque, suivant ses propres expressions, l'image de cette espèce d'affection périodique est si visible et si bien caractérisée.

Huxham professe la même opinion. Il signale la facilité avec laquelle les affections périodiques et les maladies aiguës de poitrine s'unissent pour régner en même temps.

P. Franck a fréquemment observé des péripneumonies graves sous le type tierce.

Ozanam dit que Worster, en 1688, trouva quelquefois la péripneumonie accompagnée d'une hémitritée pernicieuse qui emportait les malades au troisième ou quatrième paroxysme.

Morton signale parmi divers genres de fièvres pernicieuses, (p. 342, t. 1, Torti,) celles qui se présentaient *sub larvâ pleuritidis, peripneumonia, doloris lateris punctorii.*

Torti fait aussi lui mention d'une fièvre qu'il appelle *febris intermittens perniciosa catarrhalis;* il remarque qu'elle s'accompagnait d'angoisses précordiales, et il ajoute : *Hanc varietatem observavit* Comparetti : *æger accessionis decursu dolores ad frontem, angores ad regionem præcordialem, laboriosam respirationem, pectoris que lacerationes experiebatur.*

Lautter, et surtout Strack, citent des exemples et même des histoires d'épidémies de fièvres pernicieuses sous le masque de la pneumonie ou de la pleurésie.

Suivant Klein, la pleurésie et la péripneumonie peuvent imiter expressément, tantôt le génie de la fièvre rémittente quotidienne, tantôt celui de la fièvre continue.

Les observateurs modernes ont également témoigné en faveur de la réalité de ces fièvres et dans les recueils périodiques et autres ouvrages de notre époque, nous en trouvons d'assez nombreux exemples.

Qu'ajouter de plus à d'aussi imposants témoignages ? Mais si l'individualité spécifique de cette maladie est désormais en dehors de toute contestation, possède-t-on des données bien précises sur le rôle spécial qu'on peut attribuer à chacun des éléments de cette affection fébrile?

Et ici plusieurs questions surgissent : de ce que une fièvre est intermittente, résulte-t-il que la fluxion viscérale concomitante doive l'être ? La fièvre pneumonique, sans cesser d'être une maladie spécifique, ne pourrait-elle résulter de facteurs en apparence contradictoires ; et y aurait-il incompatibilité à ce que des deux éléments de cette maladie, l'un fût périodique et l'autre continu? Serait-il étonnant, de plus, que ces fluxions fébriles pneumoniques affectassent, au milieu de l'appareil respiratoire, un siége de prédilection, circonstance qui pût contribuer à les distinguer des pneumonies véritablement inflammatoires, et, par suite, à éclairer leur diagnostic?

Ces questions diverses qui ressortent toutes de la considération de l'élément congestionnel de la fièvre pneumonique, nous tâcherons de les aborder dans les observations particulières qui vont suivre. Parmi ces faits, les uns nous sont propres; la plupart appartiennent à différents recueils où nous les avons puisés.

Une première série d'observations a trait à l'étude de la congestion pulmonaire pendant et après les paroxysmes que présente la fièvre pneumonique.

Dans la deuxième série, nous étudierons le mode spécial de localisation que la congestion viscérale propre à la fièvre pernicieuse pneumonique nous a semblé le plus souvent affecter.

PREMIÈRE SÉRIE DE FAITS. — *Congestion pneumonique pendant et après l'accès.*

1.e — *Fièvre pernicieuse pneumonique, avec localisation de la fluxion à gauche. Persistance de cette fluxion dans l'intervalle des accès. Type fébrile quotidien. Saignée de bras. Guérison par le sulfate de quinine.*

Le 17 avril 1841, je fus appelé dans le quartier du Bourgneuf, à Nantes, pour la nommée J...., femme d'un corroyeur, âgée de 48 à 50 ans, d'une complexion forte et pléthorique, faisant très probablement abus des boissons alcooliques, ayant eu, en juillet 1840, un érysipèle facial avec embarras gastro-intestinal très-prononcé.

La malade, que je trouvai au lit, me raconta que, depuis trois jours, elle était atteinte d'une vive douleur au côté gauche, avec toux, dyspnée, expectoration sanguinolente, fièvre, amertume de la bouche, envies de vomir. Les selles étaient naturelles.

Elle était dans l'état suivant : douleur très-intense au côté gauche irradiant par élancements névralgiques jusque dans l'épaule, le flanc et la hanche du même côté; augmentant beaucoup à la pression, à chaque mouvement du thorax, accompagnée de toux, de crachats muqueux, visqueux et sanguinolents. Râle crépitant et son un peu mat dans toute la moitié inférieure du poumon gauche et jusque sous l'aisselle, toux très-pénible, respiration accélérée, anxieuse. Figure rouge, surtout à gauche; peau chaude un peu moite, pouls fréquent, mais de médiocre fermeté. (Saignée de bras d'environ 500 grammes; pendant que le sang coulait, un évanouissement a lieu. Potion stibiée à 30 centigr., laquelle donne lieu à des vomi-purgations.)

Ces choses se passaient dans la matinée. L'après-midi, les vomissements et la superpurgation ayant cessé, il y eut un peu de soulagement.

Le lendemain 18, cinquième jour de la maladie, j'appris que ce calme de la veille s'était prolongé jusque vers minuit; mais qu'à cette époque, il y avait eu recrudescence de tous les symptômes. La douleur de côté avait particulièrement redoublé d'intensité comme la veille; elle avait été le foyer d'irradiations névralgiques qui, avec une rapidité électrique, parcouraient le corps et surtout sa moitié gauche, avec crampes le long des membres de ce côté. Au début de tous ces accidents, frisson très-marqué; pendant ces crises, respiration anxieuse. La malade, en nous racontant ces détails, le lendemain matin, nous disait avoir éprouvé une véritable torture. Tout cet appareil de douleurs avait éclaté au milieu d'un frisson violent et prolongé.

Ce frisson n'était pas le premier, chacune des nuits précédentes il y en avait eu un vers la même heure, et, chaque fois, il avait été le signal du redoublement des accidents morbides.

A 9 heures du matin, l'anxiété de la nuit continuait

encore. Crachats sanguinolents, pneumoniques, répandus sur le drap. Pouls médiocrement ferme ; (2.e saignée de bras ; sang couenneux comme à la 1.re ; potion de 75 centigrammes de sulfate de quinine.)

Pendant la nuit du 18 au 19, de 2 à 3 heures, nouveau frisson, plus grande intensité de la douleur du côté gauche qui, d'ailleurs, ne discontinuait jamais complétement. Du reste, ces deux symptômes, le frisson et la douleur, moins prononcés que la veille. Au matin, persistance des accidents pneumoniques, savoir : crachats rouillés, visqueux, râles crépitants et même souffle bronchique, mollesse, humidité, paleur de la langue qui est presque exsangue, et cependant rougeur veineuse de la face et soif dévorante. (2.e potion de sulfate de quinine à 75 centigrammes.)

Le 20, au matin, mieux notable. La fièvre qui persistait dans l'intervalle des accès est presque nulle. Pendant la nuit, l'accès ordinaire a totalement manqué ; diminution notable de la douleur du côté gauche. Beaucoup moins de toux, d'oppression, de crachats rouillés. (3.e potion de sulfate de quinine 50 centigrammes.)

Le 21 et le 22, continuation du sulfate de quinine. Les accès n'ont plus lieu ; apyrexie complète, disparition de la douleur du côté et des crampes qu'elle réveillait, disparition de la matité thoracbique et du râle crépitant. Décubitus indifféremment sur l'un ou l'autre côté. Encore un peu de toux ; région splénique ayant toujours été parfaitement sonore ; convalescence franche et rapide ; rétablissement complet. Je sais que, jusqu'à ce jour, la santé de cette femme ne s'est pas démentie.

Réflexions. Un fait à noter dans cette observation, c'est que, malgré l'intermittence de certains phénomènes, la congestion pneumonique se maintint au degré d'hépatisation dans tous les instants de cette maladie.

Les accès fébriles caractérisés par un frisson initial, violent, suivi de chaleur et de moiteur, puis d'une rémission très-notable avaient lieu vers minuit.

Quel était, pendant le paroxysme, l'état de la pneumonie qui siégeait exclusivement à gauche ? Nous ne pûmes le constater par nous-mêmes, mais l'augmentation de la dyspnée, du point de côté, de la toux, témoignent suffisamment de l'exacerbation des phénomènes congestionnels sous l'influence de l'accès fébrile.

Sous l'empire de la rémission, la pneumonie s'éclipsait-elle ? L'auscultation, la percussion pratiquées à ce moment, nous montrèrent évidemment qu'au milieu même d'une remittence fébrile très-notable, la congestion pneumonique persista au degré même de l'hépatisation comme le prouvaient la matité du thorax et le souffle bronchique et le râle crépitant dans divers points.

Ainsi, la congestion viscérale ne parut point suivre d'une manière très-évidente les oscillations du mouvement fébrile. Elle demeura persistante, lorsque le pouls était à peine fébrile et que la rémission était le plus manifeste. En présence d'accès fébriles, intermittents, bien caractérisés, il y eut perpétuité de la fluxion pneumonique.

Cet ensemble de phénomènes disparates, et en apparence contradictoires, nous semble devoir être constaté.

Mais nous devons aussi signaler d'autres accidents qui semblèrent caractériser cette fièvre pernicieuse pneumonique.

Les accès, comme nous l'avons dit, avaient lieu vers minuit. L'apyrexie ne fut jamais complète, mais, pendant la dernière moitié du jour, le pouls se ralentissait très-sensiblement ; il conservait toujours, soit pendant la rémission, soit pendant le paroxysme cette depressibilité, ce tremblottement, l'un des caractères les plus essentiels des fièvres pernicieuses, trait caractéristique qui, du reste, n'avait point échappé à l'esprit investigateur des anciens. Cet état du pouls fut modifié dès les premières doses de sulfate de quinine.

L'aspect de la langue propre aux fièvres intermittentes de mauvaise nature, ne manquait pas non plus dans ce cas, elle était pâle, exsangue, large, et cependant la soif était dévorante.

Après le frisson initial et périodique, l'un des phénomènes qui fût le plus évidemment intermittent, fut la douleur qui siégeait dans le côté, ou pour mieux dire, dans le flanc gauche. Durant tout le cours de cette grave affection, le côté gauche fut endolori, mais à l'instant où le redoublement fébrile avait lieu, le point de côté à gauche acquérait une intensité extraordinaire et devenait l'accident dominateur et pernicieux de l'accès. Cette pleurodynie (car il n'y avait aucun signe d'épanchement pleurétique) avait toute l'apparence et toute l'acuité d'une affection névralgique ; du flanc gauche qu'elle occupait, elle irradiait comme d'un centre vers toute la moitié correspondante du torse qu'elle frappait de raideur et d'immobilité et vers les membres qui, à gauche surtout, étaient le siège de crampes. Les mouvements respiratoires pendant l'accès ne pouvaient s'opérer, et la malade, en proie à une véritable torture, paraissait sur le point de suffoquer.

Tel était le caractère de ces élancements névralgiques qui naissaient avec la fièvre, diminuaient avec elle, et qui purent servir avec l'accès fébrile lui-même à déterminer le type de l'affection.

La prédominance de ce symptôme permettrait de ranger cette pneumonie parmi les maladies de poitrine qu'observa Sarconne, et dans lesquelles la douleur thoracique était telle qu'elle devenait le phénomène essentiellement indicateur.

On voit que cette maladie fut complexe quant aux symptômes : car la rapidité avec laquelle elle céda devant le quinine, atteste assez sa nature essentiellement spécifique. Elle fut, disons-nous, complexe quant aux symptômes. Les uns, en effet, révèlent une pneumonie, les autres un élément véritablement névralgique, d'autres des accès fébriles bien complets: même variation dans cette scène morbide pour la succession des phénomènes. Les uns sont intermittents, les autres continus.

Sans autre réflexion pour le moment, nous signalerons enfin la coïncidence d'un état fébrile, intermittent et d'accidents pneumoniques et névralgiques localisés à gauche.

L'observation qui va suivre, est également un exemple de fièvre pernicieuse, pneumonique remarquable aussi par sa physionomie particulière, mais aussi surtout par la persistance de l'engorgement pulmonaire dans l'intervalle et dans l'absence même des accès fébriles.

2.° — *Fièvre pernicieuse, pneumonique. Accès en tierce. Lipothymies pendant l'accès. Hépatisation du poumon gauche. Saignées de bras. Guérison par le sulfate de quinine.*

Le 6 mars 1841, pendant que la bronchite capillaire régnait épidémiquement parmi les militaires de la garnison de Nantes, nous reçûmes à l'Hôtel-Dieu, salle 14, n.° 63, un jeune soldat de 20 ans, fusilier au 72.e de ligne; sa maladie datait de la surveille, 4 mars, et avait débuté par un violent frisson.

Le 6 mars, 3.e jour de la maladie, vers 2 heures de l'après-midi, au moment où ce militaire nous fut apporté sur un brancard, il avait de l'oppression, une douleur vive dans le côté gauche, la face si pâle, le pouls si tremblottant et si faible, que son état ressemblait presque à la syncope. D'ailleurs, membres immobiles, prostrés et frappés d'une certaine roideur. Quoique des traces d'une expectoration rouillée, sanguinollente, eussent permis de diagnostiquer une pneumonie, l'état de demi-défaillance dans lequel était le malade fit ajourner la saignée. (Application de larges synapismes aux extrémités inférieures et de 2 vésicatoires aux jambes.)

Le 7, 4.e jour de la maladie, à la visite du matin, dyspnée vive, toux, crachats rouillés, sanguinolents, respiration anxieuse, pouls fréquent, de médiocre fermeté, chaleur cutanée peu persistante, moiteur, douleur assez vive au côté gauche, râle crépitant et souffle bronchique dans le côté douloureux. Respiration parfaitement pure à droite. (Large saignée de bras, sang très-couenneux et rétracté.)

Le 8, 5.e jour, au matin, même état que la veille;

respiration toujours anxieuse, crachats rouillés et sanguinolents, souffle bronchique dans le poumon gauche. (2.e saignée de bras et potion gommeuse avec tartre stibié 25 centigrammes, et 12 gouttes de laudanum de Sydenham.)

Vers 2 heures 1/2 de l'après-midi, le malade est pris d'épistaxis, de vomissements et de selles qu'il laisse échapper dans son lit. Il est pâle et dans un état demi-syncopal, la faiblesse est telle que les assistants croient qu'il va mourir.

Le 9, 6.e jour, on nous raconta la scène de la veille, nous pensâmes qu'on avait pu se faire illusion sur la nature et le degré d'intensité de ces accidents, et quoique la potion stibiée eût été prise à une époque déjà assez éloignée de leur soudaine apparition, nous mîmes sur le compte de ce remède les accidents de la veille.

Du reste, au moment où nous l'observions, c'était à la visite du matin, l'amélioration était si prononcée, qu'après tout, nous nous applaudissions de l'heureux résultat que la potion stibiée semblait avoir produit. En effet, il y avait alors un mieux très-notable, moins de souffle bronchique et même de râles crépitants dans le côté gauche ; moins de fièvre et d'oppression. A droite, intégrité parfaite de la respiration. Telle fut la situation du malade pendant toute la journée du 9. (Diète, looch blanc, tisane d'althæa.)

Le 10, 7.e jour de la maladie, la fièvre est encore très-modérée; cependant, apparition de certains symptômes qui n'existaient pas la veille : ainsi, teinte un peu violacée de la face et des lèvres, oppression, râle crépitant dans le poumon gauche, rien à droite, crachats toujours rouillés et sanguinolents. Il était évident que la congestion pneumonique éprouvait une recrudescence. (3.e saignée de bras, 2.e potion stibiée avec 12 gouttes de laudanum.)

Cette potion est prise dans la matinée et n'occasionne aucune perturbation. Vers 2 heures de l'après-midi, le malade tombe subitement dans un état tout-à-fait semblable à celui qui, à la date du 4, puis du 6, et à la même heure, avait paru si alarmant. A ce 3.e accès, la pâleur est extrême, roideur des membres, lipothymies effrayantes, avec vomissements et selles liquides. La mort semble imminente. (Application de synapismes aux extrémités.) Diminution progressive de ces accidents.

Le 11, au matin, 8.e jour, un changement complet s'est opéré, peau fraîche, pouls faible et dépressible, mais presque apyrétique; le malade se dresse et reste facilement sur son séant pour se faire ausculter.

Un contraste si frappant avec l'état de la veille nous donna lieu de penser que cette pneumonie pouvait être compliquée d'accès de fièvre en tierce et sous forme syncopale. Du reste, l'intermittence n'aurait existé que dans l'appareil des mouvements fébriles : car, au milieu de ce mieux-être si remarquable, les phénomèmes pneumoniques ou locaux n'avaient pas cédé : ainsi, persistance de la douleur dans tout le côté gauche de la poitrine, matité et souffle bronchique très-marqués en arrière ; en avant, quelques râles crépitants et sous-crépitants, et respiration évidemment moins vésiculaire que dans l'état normal. A droite, partout pureté de la respiration et sonoriété parfaite. La rate n'est point tuméfiée. — Il n'y a point de matité dans l'hypocondre gauche. — Dans tout le cours de cette maladie, toux et expectoration presque nulles. Langue d'un brun noirâtre, croûteuse et sèche vers le centre, un peu rétractée. Ce matin, absence de diarrhée et de vomissements, qui, du reste, ne se sont manifestés que pendant les accès ci-dessus décrits. (Deux potions fébrifuges de 50 centigrammes de sulfate de quinine chacune. Sang., tisane de gomme.) La journée du 11 se passe sans accident.

Le 12, jour d'accès (9.e jour de la maladie), au matin, très-peu de fièvre, et cependant poumon gauche dans le même état que la veille. 50 centigrammes de sulfate de quinine en 5 pilules.)

Vers 3 heures de l'après-midi, heure ordinaire des accès, il se manifeste une légère épistaxis, et une rougeur très-notable de la face, mais point d'autres phénomènes.

Le 13 (10.e jour), pouls peu fréquent, mais plus fort, plus ferme qu'il n'a jamais été, teint moins pâle, langue plus humide, moins jaune, moins exsangue; à gauche, respiration moins tubaire et traversée de quelques râles humides; du reste, matité du son pulmonaire dans tout le côté gauche, et cependant l'appétit se prononce. (5 pilules fébrifuges, crême de riz, tisane de gomme.)

Les 14, 15, 16, apyrexie complète, mêmes signes stéthoscopiques dans le poumon gauche. (50, puis 40 centigrammes de sulfate de quinine; vésicatoire sur le côté gauche.)

Le 17 et le 18, coloration faciale plus animée, râles pulmonaires plus humides et plus larges.

Le 19 et le 20, souffle bronchique continuant à s'effacer devant les progrès d'une crépitation plus humide et envahissant les points précédemment imperméables. Enfin, paraissent des râles muqueux d'un gros volume. Retour des forces, de l'embonpoint, convalescence. Le sulfate de quinine avait été continué, sans interruption, depuis le 16 jusqu'au 28 mars. A cette dernière époque, qui fut celle de sa sortie de l'hôpital, ce jeune soldat se sentait très-bien. Cependant, une dernière auscultation nous apprit qu'à gauche la respiration n'était pas encore aussi parfaite qu'à droite.

Réflexions. Nous trouvons encore ici co-existence d'accidents intermittents et des phénomènes continus: Il y a bien dans ce cas des accès fébriles en tierce, mais il y a aussi une pneumonie persistante, et qui l'est dans l'intervalle même des paroxysmes.

Les accès n'eurent pas, dans cette circonstance, une succession de périodes aussi distinctes que dans l'observation première. Ainsi, il n'y eut point de frisson initial décidé, il survenait bien de la chaleur et une réaction périphérique, mais il n'y eut ni sueur ni même de moiteur appréciable.

A défaut de ces phénomènes caractéristiques des accès fébriles, les rémissions furent très-prononcées. Les accès étaient en tierce et paraissaient vers deux heures de l'après-midi.

Bien que les accidents qui les dénotaient fussent survenus à deux fois différentes, peu d'heures après l'ingestion de potions stibiées, nous n'admettons pas là l'effet de l'émétique, car à son entrée, jour correspondant à un paroxysme, et avant l'emploi de toute médication, le malade se trouvait dans un état demi-syncopal.

Les phénomènes qui eurent, dans ce cas, le caractère véritablement paroxystique étaient des syncopes : la pâleur devenait effrayante, le pouls s'affaiblissait de plus en plus, il y avait presque perte de connaissance, et, après l'administration de la potion stibiée, il s'y joignit des vomissements et des selles.

Au bout de quelques heures, ces accidents se dissipaient, et le malade était assez fort et assez libre de ses mouvements pour se tenir sur son lit, afin de se faire ausculter. Il ne restait aucune trace de ces accidents et l'apyrexie était presque complète.

Le seul vestige de la maladie qui se manifestât alors au milieu de ce silence de la fièvre, était l'appareil bien caractérisé d'une pneumonie : le crachoir était teint de crachats visqueux et rouillés, le râle crépitant et le souffle bronchique, la matité du son existaient sans discontinuation dans le poumon congestionné.

Et, chose remarquable ! cette pneumonie, qui avait envahi l'un des côtés du viscère, ne sembla point encore modifiée par les rémissions fébriles. Celles-ci étaient complètes, et la fluxion pneumonique ne semblait point rétrograder.

Ainsi, ces deux éléments essentiels, distincts et cependant probablement contemporains d'une seule et même entité morbide ne marchèrent point parallèles. L'appareil fébrile fut intermittent, et la fluxion viscérale continue, persévérante. Toutefois, malgré cette contradiction apparente, ces deux éléments de la fièvre pneumonique en question, finissent par céder devant le même traitement.

Il existe pourtant encore ici une différence : les accès fébriles et les syncopes coïncidentes disparurent tout d'abord devant une dose suffisante de sulfate de quinine.

La congestion pneumonique survécut aux paroxysmes et ne disparut que graduellement sous l'influence prolongée du même médicament.

Indépendamment de ces deux observations, nous emprunterons à différents auteurs d'autres faits tendant également à prouver que, dans la fièvre pneumonique pernicieuse, il y a deux ordres d'accidents morbides : des phénomènes véritablement intermittents périodiques, d'autres continus et persévérants ; qu'aux premiers, appartient l'appareil fébrile; et, aux seconds, la fluxion pneumonique; et, qu'en définitive, les uns et les autres se guérissent par le même traitement; dernière circonstance qui établirait une véritable identité de nature entre deux éléments morbides, très-différents au point de vue symptomatiques.

3.° *Observations empruntées à un travail de M. le docteur Grifoulière. (Mémoires sur la pneumonie rémittente épidémique qui a régné pendant l'hiver de* 1832, *dans le canton d'Aubin, Aveyron. — Gazette médicale,* année 1833, p. 473.)

La première observation que cite l'auteur, nous montre une pneumonie dont le caractère rémittent fut d'abord équivoque, et qui, plus tard, se dessina par des traits évidents. Il y avait, chaque nuit, des paroxysmes bien tranchés avec délire, et suivis d'une rémission incontestable.

Que devenait la congestion pneumonique pendant ces alternatives de paroxysmes et de rémissions qu'il fallut combattre par l'anti-périodique?

L'auscultation et la percussion nous montrent que, dans ce cas, malgré une rémittence manifeste, la double pneumonie était toujours présente, et que sa perpétuité se révélant par le souffle bronchique, le râle crépitant, la matité du son formait un contraste bien frappant avec le calme qui avait succédé au délire et à l'agitation fébrile de la nuit.

Au point de vue du traitement, ces deux éléments morbides, les paroxysmes fébriles et la congestion pneumonique ne marchèrent point non plus de pair. Sous l'empire du sulfate de quinine, les accidents paroxystiques disparurent bien avant la congestion, qui ne céda que d'une manière progressive.

Une deuxième observation de M. le docteur Grifoulière nous a montré, d'une part, un état d'hépatisation de la presque totalité du poumon droit avec un peu d'engouement bronchique à la racine du gauche; d'autre part, des alternatives très-régulièrement périodiques d'exacerbation et de rémittence; pendant ces rémittences, l'hépatisation du poumon droit ne rétrogradait point, rien n'annonçait que la fluxion viscérale se fût amoindrie par le fait de la rémission fébrile; la matité du son et la crépitation, le souffle bronchique se manifestaient encore: ils n'avaient point fait défaut.

Une troisième observation du même auteur peut être invoquée pour appuyer notre thèse. Ce cas fut remarquable tant par l'évidence des accès, que par la perpétuité de la fluxion pneumonique dans l'intervalle même de ces accès.

Ces exacerbations avaient lieu chaque nuit, et leur début était signalé par des frissons.

Pendant la rémittence de la fièvre, il n'y avait point de discontinuation des accidents pneumoniques: ainsi, persistance de la douleur de poitrine, des crachats striés, de l'accélération des mouvements respiratoires, de l'hépatisation du poumon gauche, depuis sa base jusque vers le milieu de sa hauteur.

Pendant l'état presque apyrétique qui, dans ce cas, suivit le quatrième paroxysme, l'hépatisation demeura stationnaire, le fait fut constaté au milieu même d'une rémittence très-manifeste et lorsque déjà le sulfate de quinine avait été administré.

Par suite de ce traitement, le sixième paroxysme ayant manqué, il n'y avait pourtant guère de diminution dans la congestion du poumon. Enfin, lorsque déjà trois ou quatre exacerbations avaient manqué, la pneumonie ne se trouvait encore qu'en voie de résolution.

Réflexions. Ces faits sont donc à ajouter à ceux qui prouvent que l'intermittence de certains accidents paroxystiques n'entraîne pas nécessairement l'intermittence de la fluxion pneumonique, et que, dans l'ordre de leur disparition sous l'influence du quinine, celle-ci ne se dissipe qu'assez long-temps après les premiers.

Sous tous ces rapports, il y aurait peut-être un parallèle à établir entre la fluxion viscérale de la fièvre pneumonique et l'engorgement de la rate propre à la fièvre intermittente.

En effet, l'engorgement de la rate n'a point l'allure périodique des accès fébriles coïncidants; il persiste pendant les intervalles d'apyrexie, tout comme la fluxion pneumonique survit aux paroxysmes concomitants.

Même similitude dans le mode de terminaison sous l'influence du quinine : les accès cèdent en premier lieu, puis ensuite l'engorgement splénique. N'en est-il pas de même dans la fièvre pernicieuse pneumonique ? Les accidents paroxystiques disparaissent tout d'abord, et la résolution complète de la fluxion pulmonaire ne se fait que plus tard et avec beaucoup plus de lenteur.

Nous avons examiné l'état du poumon pendant les intervalles d'apyrexie ou de remittence que peuvent laisser les fièvres pneumoniques; et nous devons dire que les mêmes faits, qui attestent la perpétuité de la fluxion viscérale, semblent démontrer en même temps que, sous l'empire de l'accès, les accidents congestionnels deviendraient plus intenses. La persistance de l'engorgement pneumonique au degré même d'hépatisation dans l'intervalle des accès et malgré l'apyrexie, n'exclut point l'influence que des paroxysmes successifs peuvent exercer sur une fluxion déjà formée et existante.

L'observation démentirait une pareille induction. Les faits que nous avons cités comme attestant la perpétuité de la fluxion pneumonique, pourraient aussi servir à prouver qu'avec chaque exacerbation, la toux, l'oppression, la douleur de côté, le râle crépitant, l'expectoration rouillée se caractérisaient davantage.

Mais ce ne fut qu'assez rarement que la recrudescence périodique des accidents pulmonaires aurait pu suffire pour révéler la nature de la maladie.

Il fallait un autre ensemble de phénomènes pour établir le vrai diagnostic. En un mot, ce ne fut pas la marche de la pneumonie qui mit ordinairement sur la voie de l'intermittence. Ce fut souvent l'apparition périodique de symptômes hétérogènes et surajoutés : ce fut, par exemple, tout l'appareil d'un accès fébrile, frisson, chaleur, moiteur, sueur même ; ce fut un délire nocturne suivi, le matin, d'un calme que l'approche de la nuit suivante voyait finir ; ce furent des phénomènes étranges, tels que des douleurs atroces dans telle ou telle partie du corps et qui n'avaient qu'une durée paroxystique.

De sorte que l'application du sulfate de quinine à ces pneumonies insidieuses ressortait plutôt du type de certains symptômes concomitants que de celui de la fluxion viscérale elle-même.

DEUXIÈME SÉRIE DE FAITS. — *La fièvre pneumonique affecte-t-elle, dans l'organe respiratoire, un mode spécial de localisation ?*

Nous arrivons à la seconde partie de notre travail. Nous nous sommes demandé si les fluxions pneumoniques coïncidant avec des accès fébriles, graves, et nécessitant par suite l'emploi du quinine n'affectaient pas dans l'organe respiratoire un siége de prédilection.

Cette question nous a été suggérée par les rapports bien connus qui existent entre les affections intermittentes et l'un des principaux viscères de l'hypocondre gauche. On voit que nous voulons parler de la rate.

Il résulte, en effet, d'observations très-positives, que la rate est l'organe essentiellement manifestateur de la fièvre intermittente, et que, sur cent cas de fièvre intermittente simple, elle est au moins quatre-vingt-dix fois engorgée.

Nous nous sommes donc demandé si la pneumonie du côté gauche ne pouvait pas, sous l'influence de certaines circonstances peu connues susciter, en raison du voisinage de la rate, quelques complications fébriles intermittentes, tout comme la pneumonie du poumon droit entraîne assez souvent avec elle la manifestation d'accidents bilieux.

Si la pneumonie qui se déclare dans l'atmosphère du foie donne lieu à tous les symptômes de la pneumonie dite bilieuse, pourquoi ne pourrait-il pas arriver que la pneumonie qui éclate dans l'atmosphère de la rate se compliquât de phénomènes intermittents.

Telle était l'induction que nous établissions. Mais des faits suffisamment authentiques pouvaient seuls lui donner une sanction. Nous avons donc été à la recherche dans les auteurs d'observations de fièvres pernicieuses pneumoniques, nous informant avant tout de leur mode de localisation dans l'appareil pulmonaire.

Le résultat général que nous avons obtenu sur une masse assez imposante de faits, c'est que dans les fièvres pernicieuses pneumoniques, la pneumonie existe plus fréquemment à gauche qu'à droite; résultat contraire aux chiffres concernant la répartition de la pneumonie inflammatoire entre les deux moitiés de l'organe pulmonaire. On sait, en effet, que la pneumonie guérissable par les antiphlogistiques est deux fois plus fréquente à droite qu'à gauche.

Parmi les faits qui servent de base à ces études sur le mode de localisation des fièvres pernicieuses dans l'appareil thoracique, nous citerons en première ligne l'histoire d'une épidémie de fièvres pleurétiques, racontée par Strack; nous avons traduit le chapitre qui en contient la relation. Il est intitulé : *Febris intermittens quæ pleuritidem mentitur.* L'importance que nous a semblé présenter ce fait collectif, en fera, je pense, excuser la longueur.

1.° « Pendant les années 1751 et 1752, dit Strack, une douleur pleurodynique, de nature intermittente, attaqua beaucoup d'habitants de la ville de Mayence, et devint même fatale à quelques-uns de ceux qui avaient déjà les poumons malades ou une constitution détériorée. Il y eut même des sujets naturellement robustes qui furent en danger de mort, et qui succombèrent, pour n'avoir point eu recours à l'écorce du Pérou, mais seulement aux remèdes en usage habituel dans les cas d'affection pleurétique. Quelques-uns, du reste, guérirent par le bénéfice de la nature.

» Chez un grand nombre, la maladie, après avoir traîné en longueur, déposa le masque de la pleurésie, et manifesta clairement sa nature, par le retour périodique d'accès de fièvre. La guérison ne put alors être douteuse.

» Je vais, *dit Strack*, décrire la maladie propre à cette constitution médicale. Le début avait lieu par un sentiment de froid, puis venait la chaleur, qui durait, sans discontinuation, jusqu'à la fin de la maladie.

» Avec l'accès lui-même, paraissait une douleur aiguë, qui se manifestait avec plus d'intensité dans le côté gauche que dans le côté droit. Puis, soif vive, nausées et souvent envies de vomir; du délire, dès que, pour prendre du sommeil, les malades fermaient les yeux, et ce délire persistait pendant la veille; pouls fréquent et vif. Tels étaient les symptômes de la fièvre à son plus haut degré. La chaleur restait la même au milieu des accès désordonnés de ces fièvres.

» Les exacerbations affectaient plutôt le type quotidien que le tierce, jamais le type quarte. Dans le cours de ces paroxysmes éclatait un délire furieux, une turgescence pyrétique, de la jactitation, de l'inquiétude, des angoisses précordiales.

» Cependant, la douleur aiguë de côté se maintenait la même qu'à son début, et ne s'amendait en rien pendant la rémission. A cette douleur, se joignait une toux véhémente, n'amenant que peu ou point d'expectoration, parfois aussi d'abondants crachats, blancs ou teints de sang.

» Ils étaient expectorés, tantôt dès l'invasion de la maladie, d'autres fois, plus tard, le 5.e jour par exemple; d'autres fois, ces phénomènes manquaient.

» Ces modifications dans le fait de l'expectoration n'eurent aucun résultat sensible. L'expectoration ne fut par elle-même d'aucun avantage.

» Au 3.e jour, quelquefois au 4.e, survenaient d'abondantes évacuations alvines, aqueuses, putrides, d'une odeur cadavereuse pendant trois, cinq jours et plus, et qui laissaient le malade dans la plus grande faiblesse. Aucun des sujets atteints n'échappa à ce flux de ventre. La toux et les crachats, dans cette épidémie, continue Strack, méritèrent une considération spéciale. Chez les uns, les crachats parurent promptement; chez les autres, tardivement; chez les uns, abondants; chez d'autres, nuls. Tantôt il y avait éjection facile d'une lymphe copieuse, d'autres fois, ce n'était qu'avec difficulté qu'il en était rendu une petite quantité. Ces crachats furent diversement colorés, ils étaient blancs, jaunes, roussâtres, teints de sang, bleuâtres et même verts. Cette diversité de coloration, ajoute l'aûteur, semblait provenir de la date plus ou moins ancienne des altérations pulmonaires pleurétiques ou de celles du sang lui-même.

» Les moyens qui réussissent ordinairement à rendre les crachats plus gras demeurèrent sans effet; que leur quantité fût médiocre, nulle ou abondante, il n'en résulta aucun effet certain. La fin de la fièvre et le retour des forces furent quelquefois le signal de l'expectoration.

» Ce qui est surtout digne de remarque, c'est que la toux sèche, au milieu des paroxysmes fébriles, devenait humide pendant la rémission. Puis, dès que la fièvre semblait céder à l'influence de l'écorce du Pérou, les crachats s'échappaient avec grande liberté. La fièvre, une fois détruite, rien de semblable n'avait plus lieu.

» La difficulté et la sécheresse de la toux persistèrent tant que le vrai remède ne fut pas employé, et que la fièvre fut abandonnée à elle-même. La toux devint, au contraire, d'autant plus promptement humide et facile, que le quinquina fut plus tôt administré. Quelquefois cette médication suffisait pour faire disparaître, en même temps, la toux et la douleur de côté, sans expulsion, d'ailleurs, d'aucun crachat.

» Et certes, dit Strack, elle fut terrible, l'allure de cette affection, surtout dès que les accès devenaient quotidiens, double-tierces, ou subintrants.

» La persistance de la chaleur, au milieu de ce désordre de mouvements pyrétiques, ne permettait pas de concevoir le soupçon d'une fièvre intermittente, et la maladie était plutôt prise pour une vraie pleurésie.

» Tout le danger dépendait du travestissement de la diathèse morbide. Cette douleur de côté ne recevait aucun amendement des remèdes vulgairement connus qui soulagent si habituellement tous les autres pleurétiques.

» Il s'ensuivait qu'il était du plus haut intérêt de diagnostiquer cette affection, de savoir si c'était une pleurésie vraie ou une fièvre intermittente.

» Voici, ajoute Strack, quels étaient, dans ces cas, les moyens de diagnostic : un engorgement de la rate, semblable à celui qui succède à la fièvre intermittente, venait à se manifester : le sujet avait eu naguère une fièvre intermittente qui n'avait été combattue que par des doses insuffisantes de quinquina ; les remèdes qui réussissent habituellement contre la pleurésie étaient inefficaces ; cette affection était épidémique, et l'emploi du quinquina procurait une guérison rapide.

» Avec la réunion de toutes ces circonstances, on pouvait prononcer avec toute certitude que cette douleur aiguë de côté était de la nature des fièvres intermittentes.

» Tel était, en effet, dit Strack, le génie de la maladie que nous venons de décrire et qui se termina au commencement de 1754.

» Il est, de plus, important de savoir, ajoute-t-il en terminant, que la plupart de ceux qui en furent atteints avaient eu, peu auparavant, soit la fièvre intermittente, ou des fièvres traînant en longueur, et que l'on pourrait à peine citer un cas de mort parmi ceux qui furent traités à temps de cette maladie.

» Ces faits résultèrent, dit notre auteur, de l'observation de plus de trente malades. Ceux qui traînaient cette fièvre déjà depuis long-temps exigèrent une plus grande quantité de quinquina pour se guérir parfaitement et empêcher le retour de la douleur de côté. A l'appui de cette description, Strack cite un fait particulier que nous avons cru devoir reproduire.

» En 1751, un homme de 36 ans, naturellement maigre, après une fièvre quarte de longue durée, fut atteint d'ictère. Puis, libre de fièvre, il recouvra la santé et un vif appétit. Peu après, le 4 janvier, il ressentit, dans le côté gauche, une douleur aiguë, avec froid et ensuite chaleur vive, en même temps se déclara une toux déchirante; le soir, souvent du délire, une grande agitation et des mouvements désordonnés.

» Une première saignée, puis une seconde furent aussitôt pratiquées; on eut recours aux moyens antiphlogistiques, aux fomentations émollientes sur le côté douloureux. Néanmoins, cette douleur et le délire n'éprouvèrent, pendant la nuit, aucune diminution.

» Le jour suivant, éruption d'une sueur odorante, retour de l'intelligence, sédiment briqueté dans les urines; la langue était sale; sur les dents était un enduit glutineux tel qu'on en voit après un accès de fièvre intermittente. Cependant, continuation non interrompue d'une chaleur intense, de la soif, de la douleur aiguë du côté gauche. A cet accident se joignit une diarrhée abondante, putride, d'odeur cadavéreuse, durant cinq jours, qui plongea le malade dans une faiblesse profonde.

» En raison de ces symptômes qui me semblaient, dit Strack, caractéristiques d'une fièvre intermittente, et que, d'ailleurs, il venait d'en être tout récemment délivré, je lui donnai, pendant les courtes rémissions de la chaleur, du quinquina par doses fractionnées jusqu'à la valeur de deux onces.

» Son état ne fut point modifié : même douleur aiguë dans le côté gauche, même toux ; le soir, exacerbation de la chaleur ; pendant la nuit, même délire, même anxiété précordiale. Le matin, sueurs odorantes et urines épaisses. La connaissance revint, mais il se manifesta un débordement du ventre, qui déprima et abattit les forces du malade. Les évacuations ne s'arrêtèrent qu'à la fin du cinquième jour. Au neuvième, après cinq onces d'écorce, le malade, libre de toute douleur, de chaleur et de soif, entra en convalescence, eut du repos pendant la nuit. Les urines devinrent limpides, l'appétit se prononça, et les forces ne tardèrent pas à revenir. »

Réflexions. Bien que dans l'épidémie racontée et observée par Strack nous n'ayons point l'auscultation et la percussion pour nous révéler la nature anatomique de l'affection, et en délimiter d'une manière précise la localisation, les faits indiquant l'appareil organique particulièrement affecté se manifestent avec la dernière évidence.

D'abord, ce fut bien une maladie thoracique ou intràthoracique : le principal symptôme, celui qui servit à la dénommer, fut une douleur de côté qui, habituellement, était plus intense à gauche qu'à droite. *Cum ipsâ accessione ortus acutus magis in sinistro quàm in dextro latere dolor.* Cette douleur persistait pendant toute la maladie. Son apparition en signalait le début et ne cessait qu'avec les autres accidents. Cette douleur n'était point intermittente, quelles que fussent les oscillations de la fièvre, elle se manifestait constamment et toujours avec le même degré d'intensité. Ce point de côté avait toute l'apparence d'un point pleurétique. Il s'accompagnait, de plus, d'autres phénomènes bien propres à faire croire, dans ce cas, à l'existence d'une maladie aiguë de poitrine, guérissable par les antiphlogistiques. Il y avait là une toux déchirante, tantôt sèche, tantôt avec expectoration copieuse et variable quant à l'aspect, mais fréquemment sanguinolente. L'oppression était grande, et les troubles respiratoires fortement prononcés.

Tel était le cortége de cette douleur de côté, d'apparence pleurétique, et qui, suivant les expressions formelles de l'auteur, prédominait ordinairement à gauche.

Malgré l'absence de l'auscultation et de la percussion, il est évident que cette affection, qui se prolongea pendant deux années, était une maladie de poitrine d'aspect pleurétique et catarrhal. L'auteur a pris même le soin d'indiquer la localisation la plus habituelle de la douleur de côté, en disant qu'elle se faisait particulièrement dans le côté gauche. Voilà pour l'élément organique de la maladie.

Maintenant, quelle était sa nature médicale? Il est non moins évident qu'elle était intermittente, et Strack la dénomme *Febris intermittens quæ pleuritidem mentitur.*

Les faits qui justifient cette appellation et qui attestent la nature intermittente de cette maladie, sont évidents :

Il y avait, conjointement avec les troubles respiratoires, des accès fébriles le plus souvent quotidiens, quelquefois tierces. Il y avait un délire nocturne coïncidant avec le paroxysme, et disparaissant avec lui. La douleur pleurétique, fait dominant de cette diathèse fébrile, se transformait parfois en accès bien décidés, ou se terminait à la manière des fièvres intermittentes, par une *herpes labialis* critique. La maladie était rebelle à la saignée et à tous les remèdes antiphlogistiques, et cédait à l'emploi exclusif du quinquina, qui fut, dans ce cas, le remède véritablement curatif. Cette pleurésie larvée s'accompagna parfois d'engorgement de la rate, succéda à de vrais fièvres intermittentes, qui s'étaient prolongées ou n'avaient été traitées que par des doses insuffisantes de quinquina.

Voilà des faits qui justifient surabondamment la dénomination que lui a imposée Strack : *Febris intermittens quæ pleuritidem mentitur.*

Il y eut donc ici coïncidence d'accidents thoraciques, de phénomènes intermittents et affection habituelle et spéciale du côté gauche de la poitrine.

Sans rechercher la connexité qui peut exister entre cette triple série de faits, bornons-nous à les constater, et poursuivons nos recherches sur les rapports qui peuvent exister entre la localisation des fluxions pneumoniques à gauche et le développement de phénomènes intermittents.

2.° Dans un mémoire de M. le docteur Puntous (*Revue Médicale*, 1834, t. 3, p. 38), se trouvent quatre observations de pneumonies remittentes doubles tierces, traitées, et trois d'entre elles guéries par le sulfate de quinine. Toutes les quatre siégeaient exclusivement à gauche et s'accompagnaient de douleurs lancinantes et gravatives dans ce même côté.

3.° Une observation de M. Fleury (*Journal Universel*, t. LIV, p. 354) fournit un cas de péripneumonie intermittente, avec accès fébriles complets et congestion pneumonique bien caractérisée. Le poumon gauche fut exclusivement affecté, et le malade ressentait de ce même côté du thorax une douleur aiguë et une profonde anxiété.

4.° M. Cazentre, de l'Hôtel-Dieu de Bordeaux, a publié, dans la *Lancette Française*, t. 8, p. 343, une observation de pneumonie pernicieuse, avec accès en tierce et douleur intolérable au-dessous du sein gauche, pendant le paroxysme. Cette pneumonie siégeait encore à gauche.

5.° M. Piorry, dans sa clinique médicale, rapporte un cas de pneumonie avec fièvre par accès, le soir. Cette pneumonie était à gauche et en bas, par conséquent sur un point très-voisin de la rate, qui n'était pas hypertrophiée.

6.° Les deux observations de fièvres pernicieuses qui nous sont propres, et que nous avons citées au commencement de ce mémoire, siégeaient exclusivement à gauche et inférieurement. Les accidents paroxystiques semblaient avoir pour foyer le côté gauche. Ainsi, dans l'un de ces faits, toute la partie gauche du thorax était frappée, surtout pendant l'accès, de douleurs qui entravaient la respiration et irradiaient dans tout le torse, et principalement dans sa moitié gauche.

Dans l'autre observation, le fait dominateur du paroxysme était aussi une douleur au côté gauche et des lipothymies. Le type de la fièvre fut quotidien, dans le premier de ces cas; tierce, dans l'autre. Dans aucun d'eux, la rate n'était sensiblement engorgée.

7.° Alibert emprunte à Laulter une observation de fièvre ataxique intermittente, péripneumonique ou pleurétique, et qui s'accompagnait d'une douleur excessive dans le côté gauche.

8.° Dans la description générale que Strack donne de son épidémie de pleurésies larvées, épidémie qui fut remarquable par son allure intermittente et son mode de localisation thoracique, nous trouvons intercalés deux exemples de pleurésies larvées. Ces deux affections, qui étaient de nature intermittente, siégaient à gauche.

9.° M. le docteur Chardon (*Gazette médicale*, 1834, p. 253), cite un cas de pleuro-pneumonie rémittente qu'il guérit par le sulfate de quinine. Cette pneumonie siégeait à gauche et s'accompagna d'accès double-tierce. Le sujet atteint de cette fièvre pneumonique présentait en même temps les signes d'une induration partielle du poumon droit. Cette dernière affection fut guérie par une application de deux fonticules vis-à-vis le point malade, de même que la fluxion fébrile du poumon gauche avait été emportée par le sulfate de quinine.

10.° Les observations déjà mentionnées de M. Grifoulière nous suggèrent les réflexions suivantes.

L'une de ces pneumonies rémittentes siégeait aussi exclusivement à gauche. La partie postérieure du poumon était hépatisée depuis sa base jusque vers le milieu de sa hauteur. Vers l'angle inférieur de l'omoplate gauche existait une douleur qui, pendant le paroxysme de la nuit, devenait excessive, anxieuse, et arrêtait la respiration. Avec cette douleur coïncidait un phénomène singulier, prédominant aussi du côté gauche du corps. L'artère radiale, à l'un et l'autre bras, semblait avoir diminué de diamètre ; mais le fait était surtout sensible au bras gauche, où le pouls était plus petit qu'au bras droit, et même presque filiforme. Ce phénomène se rattachait à la fièvre, car le sulfate de quinine le fit disparaître avec la pneumonie et les autres troubles fébriles.

11.° Trois autres observations du même auteur semblent,

au premier abord, en contradiction avec les faits précédemmcnt énoncés. En effet, ces pneumonies sont doubles, mais l'une d'elles prédominait dans les zones postérieures et inférieures du poumon gauche ; une seconde présentait également de l'engouement dans les mêmes points.

Enfin, la troisième prédominait à droite. Mais le phénomène dominateur d'un des plus graves paroxysmes se manifesta dans la moitié gauche du torse. Ce fut une douleur dans toute l'étendue du bras gauche, douleur intolérable, avec perte de la sensibilité tactile, et qui, à la fin de l'exacerbation, diminua avec tous les autres accidents paroxystiques.

Ainsi, bien que, dans ce cas, la fluxion pneumonique prédominât à droite, n'est-il pas singulier d'avoir à signaler en même temps la participation que prit à cette maladie le côté gauche du torse, en devenant le siége d'un accident véritablement paroxystique, et de quelques autres sensations douloureuses qui s'y manifestèrent dans le cours de cette affection.

Un cas à peu près analogue s'est présenté à notre observation. C'était une fièvre pneumonique siégeant exclusivement à droite. Toutefois, l'épaule gauche était le siége d'une douleur qui redoublait pendant le paroxysme.

Il résulterait de nos recherches que les cas de fièvres pernicieuses pneumoniques, avec congestion localisée à gauche, sont en grande et incontestable majorité ; mais nous devons à notre impartialité d'investigateur d'avouer que nous avons rencontré des faits exceptionnels, et bien que tels nous avons dû les enregistrer. Nous n'avons trouvé que six faits de cette espèce, savoir, des cas de fièvres pneumoniques, avec fluxion siégeant exclusivement à droite : ce sont les suivants :

12.° M. Blaud, de Beaucaire (*Revue Médic.*, 1832, t. 3, p. 7) rapporte un cas de fièvre intermittente insidieuse, d'abord péripneumonique, puis cérébrale. La pneumonie siégeait exclusivement à droite : le sulfate de quinine triompha de cette maladie complexe.

13.° MM. Roche et Sanson (*Pathol. Medico-Chirurgicale*) citent une fièvre intermittente, dont les accès s'accompagnaient de congestion pneumonique à droite.

14.° Ambroise Laennec (*Jour. de la Section de Médecine* de Nantes) rapporte deux cas de pleuro-pneumonie pernicieuse, siégeant, l'une et l'autre, du côté droit, avec paroxysmes évidents. L'une de ces maladies se termina par une fièvre tierce.

15.° M. Gouzée, médecin principal de l'armée et de l'hôpital militaire d'Anvers (*Archives générales de Médecine*, 1834, t. 4, p. 67), décrit un cas de fièvre pneumonique, dans laquelle nous trouvons simultanéité d'accès de fièvre et de congestion pneumonique à droite.

Réflexions. Voilà des exemples non moins authentiques de fièvres pneumoniques localisées à droite. Ce sont les seuls que nous ayons pu trouver dans les auteurs, et on voit qu'ils contrastent par leur minorité avec les observations tendant à prouver que les pneumonies compliquées d'intermittence affectent plutôt la moitié gauche du viscère que la moitié droite.

Il nous semblerait toutefois bien prématuré de vouloir tirer quelque conclusion définitive d'un nombre aussi limité de faits, et parmi lesquels il s'en trouve même de contradictoires. Aussi ces recherches ne doivent elles être considérées, ainsi que nous l'avons exprimé au commencement de ce travail, que comme de simples études sur les rapports qui peuvent exister dans les fièvres dites pneumoniques entre la localisation de la fluxion dans telle ou telle partie du viscère et l'explosion d'accès fébriles nécessitant l'emploi immédiat du sulfate de quinine. Les données qui ressortiraient de l'élucidation d'un tel point de vue ne pourraient qu'éclairer le diagnostic des fièvres pernicieuses pneumoniques, et il ne serait point inutile, en effet, de savoir que la pneumonie du côté gauche pourrait compter parmi les circonstances qui prédisposent à ces dangereuses maladies.

Si nous enregistrons comme un fait de quelque valeur la prédilection que dans le cas de fièvres pneumoniques pernicieuses, la congestion semble affecter pour le côte gauche, c'est que ce fait clinique n'est pas, suivant nous, un fait isolé et sans analogue.

Il est pour nous un article de conviction médicale. c'est que, sous l'influence des accès fébriles, il y a une convergence incontestable de mouvements et de fluxions vers la moitié gauche du corps : sur cent cas de fièvres intermittentes simples, la rate est au moins quatre-vingt-dix fois engorgée. Le lombago et la courbature des accès fébriles sont en général plus marqués à gauche qu'à droite, et il n'est pas rare qu'avec le frisson initial se manifestent quelques douleurs fugaces dans l'hypocondre gauche. Parmi les fièvres pernicieuses ce sont celles qui affectent les organes situés dans la moitié gauche qu'on observe le plus fréquemment, c'est la cardialgique, la fièvre syncopale ; le cœur est de tous les viscères celui qui est le plus habituellement impressionné dans les fièvres d'accès : qui ne connaît ce pouls vide et tremblottant, indice immanquable et infaillible des paroxysmes pernicieux ? Si nous interrogions les fièvres locales, je pourrais citer des faits analogues ; ainsi la névralgie intercostale si commune chez les femmes et siégeant habituellement à gauche, se complique fréquemment d'intermittence, la sciatique et les douleurs néphrétiques du côté gauche ont plus de tendance à prendre l'allure périodique que celle du côté droit.

Voilà des faits qui résultent pour nous d'observations positives et bien souvent répétées ; et, à ce sujet, notre préoccupation est telle (et nous la croyons fondée) que lorsqu'au début, ou dans le cours d'une maladie, nous observons une douleur, une fluxion, une convergence, soit humorale, soit névralgique vers la moitié gauche du corps, nous ne pouvons nous défendre de penser à l'intermittence, et cette préoccupation, nous le répétons, est appuyée sur des vérifications nombreuses, très-diverses et souvent répétées.

On le voit, la prédilection de la pneumonie fébrile pernicieuse pour le côté gauche de la poitrine ne serait point un fait sans connexion, mais il se rattacherait à une loi plus générale, à la convergence qui pousserait vers le côté gauche du corps toutes les fluxions de nature intermittente. Cette moitié du corps serait particulièrement le département des affections périodiques, et la rate n'aurait pas ainsi le privilége exclusif de manifester cette diathèse fébrile. Ce même privilége appartiendrait aussi aux organes situés dans son atmosphère.

Je sais qu'ici je ne transmets pas des formules scientifiques, mais bien de simples aperçus, et je sens l'insuffisance de semblables assertions et la nécessité d'un contrôle et d'une vérification.

C'est précisément ce besoin de preuves qui m'a fait entreprendre ces recherches. J'ai voulu vérifier par des faits authentiques, si, en effet, la fièvre pernicieuse pneumonique affectait une prédilection spéciale pour le côté gauche de la poitrine, et les chiffres que nous avons cités auraient paru, à quelques exceptions près, confirmatifs de cette présomption fondée comme nous l'avons dit sur des analogies.

L'ensemble de ce travail montre que nous avons principalement eu en vue l'élément anatomique ou congestionnel des fièvres pernicieuses pneumoniques. Nous l'avons considéré dans son allure à travers les oscillations paroxystiques, et dans son mode de localisation, au sein de l'appareil respiratoire, et nous sommes arrivés aux conclusions suivantes :

1.° Les fièvres rémittentes ou intermittentes pneumoniques résultent de deux éléments essentiels : un élément fébrile et un élément congestionnel.

2.° La marche de ces deux facteurs d'une seule et même maladie est différente. L'un affecte une allure périodique intermittente, l'autre est persévérant, au milieu même des oscillations paroxystiques.

3.° C'est du premier, ou de la diathèse fébrile, que ressortent à la fois les moyens de diagnostic et les principales indications curatives. La valeur de l'élément viscéral est grande assurément; mais, ici, elle n'est que secondaire et subordonnée au type fébrile, qui règle la conduite du médecin.

4.° La congestion pulmonaire, coïncidant avec cette fièvre spéciale, ne paraît pas symptomatiquement différente des pneumonies ordinaires. Elle persiste dans l'intervalle des accès, et l'augmentation qu'elle peut subir au moment du paroxysme ne suffirait pas, sans l'intervention de l'appareil fébrile, pour révéler la nature intermittente de l'affection.

5.° Quant au mode de localisation de la fièvre pneumonique, il nous a semblé qu'elle s'effectuait le plus souvent à gauche, et que, dans ce cas, la congestion pneumonique était aux accès fébriles coïncidents, ce qu'est aux fièvres intermittentes simples l'engorgement si fréquent et si habituel de la rate.

6.° Nous avons terminé notre travail par quelques aperçus, desquels il résulterait pour nous que les congestions ou fluxions sanguines, humorales ou nerveuses, qui s'opèrent sous l'influence de la diathèse intermittente convergent en général vers la moitié gauche du corps, et que les organes situés sur cette ligne seraient le plus habituellement le foyer ou le point convergent de cette espèce de manifestations fébriles.

NANTES, IMPRIMERIE DE CAMILLE MELLINET. — 34,902.

OBSERVATIONS DIVERSES

DE

FIÈVRES INTERMITTENTES

COMPLIQUÉES

DE PNEUMONIES,

PAR M. MARCÉ, D.-M. P.

DEUXIÈME MÉMOIRE.

Ces observations font suite à un premier travail sur les fièvres pernicieuses pneumoniques présenté par nous, en 1842, à la Section de Médecine.

Nous tenons à reproduire brièvement les idées principales qui se trouvaient énoncées dans ce mémoire.

Tout en acceptant les fièvres pernicieuses pneumoniques comme entités morbides spéciales, pouvant et devant prendre place dans la nosologie, nous reconnaissions la nécessité de les décomposer dans leurs deux éléments essentiels : la fièvre et la congestion viscérale.

Nous nous demandions si la congestion viscérale qui leur est propre, suivait en tout point la même marche que les accès fébriles eux-mêmes ; si, par exemple, elle était intermittente comme eux. Nous nous demandions de plus, mais à la vérité d'une manière subsidiaire, si la congestion pneumonique, par le fait de sa coïncidence avec une fièvre intermittente, n'affectait pas habituellement dans l'organe respiratoire un mode spécial de localisation ?

Or, voici à quels corollaires, sur ces questions diverses, nos observations et nos recherches nous avaient conduit :

Il nous semblait incontestablement établi que l'élément congestionnel de la fièvre pneumonique avait une allure dissemblable (du moins au point de vue symptomatique) de celle qu'affectait la fièvre coïncidente ; qu'ainsi la fluxion pneumonique persistait au-delà de l'accès, persévérait au milieu de l'apyrexie et malgré elle, tandis que le mouvement fébrile propre à la fièvre pernicieuse pneumonique offrait une succession périodique de rémittences ou d'intermittences ne différant pas de celles qui s'observent dans les fièvres d'accès simples.

Les effets immédiats du traitement attestaient aussi la

différence symptomatique de ces deux éléments morbides : les accès ne tardaient pas à disparaître devant l'efficacité habituelle du sulfate de quinine, tandis que la congestion pneumonique concomitante parcourant toutes les phases qui mesurent le cours d'une pneumonie ordinaire, n'arrivait à une résolution complète que d'une manière graduelle et progressivement décroissante.

Quant à la seconde question, celle qui se rapportait au mode spécial de localisation de la fièvre pneumonique pernicieuse, il nous semblait, d'après des résultats statistiques qui, à nos yeux, n'étaient pas sans importance, que la localisation de cette maladie s'effectuait le plus ordinairement vers la moitié gauche de l'appareil pulmonaire, et que, dans ce cas, la congestion du poumon pouvait avoir, avec les accès fébriles coïncidents, l'affinité qui existe entre les fièvres intermittentes simples et l'engorgement splénique qui les accompagne si fréquemment.

Enfin, rattachant le fait de la prédilection de la pneumonie fébrile pernicieuse pour le côté gauche de la poitrine à une loi plus générale, appuyée, suivant nous, sur de très-nombreuses analogies, nous établissions que, dans nos climats du moins, les fluxions diverses qui s'opèrent sous l'influence de la fièvre intermittente convergent ordinairement vers la moitié gauche du corps, et que les organes distribués sur cette ligne seraient le plus habituellement le foyer ou le siége de cette espèce de manifestations morbides.

Depuis l'époque où nous exprimions ces idées diverses, nous nous sommes trouvé à même d'observer plusieurs cas de fièvres pernicieuses pneumoniques, ou (pour s'exprimer d'une manière plus conforme sans doute à la réalité des faits) plusieurs cas d'affections aiguës caractérisées par la coïncidence de congestions pneumoniques et d'accès fébriles.

Nous nous sommes empressé de les recueillir, et parce qu'à ces maladies complexes se rattache toujours un intérêt que leur fréquence dans nos pays ne saurait même diminuer à vos yeux, et parce que, dans la comparaison de faits jusqu'à un certain point analogues à ceux que nous avions déjà relatés, nous trouvions le moyen de soumettre à des études nouvelles des questions assurément très-obscures par elles-mêmes, de vérifier, de contrôler, de modifier peut-être des corollaires et des vues précédemment exprimés.

Nous devons d'ailleurs déclarer, tout d'abord, que les observations qui feront la base de ce nouveau travail, se présentent avec des caractères que nous ne rencontrions point dans les faits que nous avons déjà cités sous le nom de fièvres pernicieuses pneumoniques.

En effet, dans les fièvres pernicieuses pneumoniques formant la base de notre premier mémoire, la fièvre et la congestion viscérale avaient la même date d'existence; ces deux éléments d'une même maladie avaient surgi en même temps, et étaient demeurés contemporains l'un de l'autre.

Il n'en fut point ainsi dans les maladies dont nous allons raconter l'histoire. Ces maladies furent, dans le principe, des fièvres intermittentes simples; elles se montrèrent telles pendant une certaine série d'accès;

puis, plus tard, elles se compliquèrent de pneumonies ou de congestions pneumoniques : il y eut alors simultanéité, dans un temps donné, d'un élément fébrile périodique et d'un élément congestionnel pulmonaire; mais, nous le répétons, avant qu'il en fût ainsi, avant que la maladie se présentât avec ce caractère complexe et menaçant par ce motif même, il y avait eu depuis longtemps déjà, chez les sujets qui en étaient atteints, une succession d'accès fébriles qui, simples d'abord, s'étaient ultérieurement compliqués de congestion pneumonique.

Tel est, en effet, le cachet principal des observations formant la base de ce mémoire. Sur quatre observations que nous citons, trois ont été précédées assez longtemps à l'avance de fièvres intermittentes simples; de telle sorte que la nature fébrile périodique manifestée par l'allure spéciale des phénomènes actuellement observés, se révélait en même temps par les antécédents fébriles et par des prédispositions morbides déjà profondément établies.

PREMIÈRE OBSERVATION.

Fièvre intermittente tierce existant depuis six semaines à l'état simple, et s'étant incidemment compliquée de double pneumonie. — Difficulté du diagnostic dans ce cas. — Insuffisance du traitement par les antiphlogistiques et les contro-stimulants. — Efficacité immédiate du sulfate de quinine. — Guérison.

Géglo, Jean, manœuvre, âgé de 50 ans, entré à l'Hôtel-Dieu le 11 juin 1842, salle 6, n.° 9, nous présenta tout d'abord les signes d'une pneumonie double. Il y avait râle crépitant ou sous-crépitant, souffle bronchique, expectoration sanguinolente visqueuse; du reste, chaque poumon n'était envahi que dans une médiocre étendue, en arrière; l'oppression et la fièvre étaient peu marquées. *Saignée de bras de* 200 *gramm.; potion gommeuse avec kermès,* 20 *centigr.*

Le lendemain, 13, les symptômes pneumoniques s'étaient amoindris; au souffle bronchique, au râle crépitant avait succédé un souffle plus humide, moins tubaire; la résonnance thorachique était également plus réelle que la veille, et le pouls était à peine fébrile. *Potion gommeuse avec kermès,* 20 *centigr., et sirop diacode,* 15 *gramm.*

Le 14, les phénomènes pneumoniques avaient éprouvé de la recrudescence; l'expectoration était plus visqueuse, plus sanguinolente; le pouls plus accéléré. Prescription de deux petites saignées, l'une pour le matin, et l'autre conditionnellement pour le soir; elles furent pratiquées, la première de 200 grammes, la seconde de 60 grammes seulement. *Potion gommeuse avec kermès,* 25 *centigr.*

Le 15, malgré ce traitement, l'état du malade ne s'était point amélioré; les deux poumons, surtout le gauche, étaient traversés de râles crépitants et demeuraient frappés d'une congestion non équivoque. *Quatrième saignée de* 200 *grammes; potion gommeuse avec kermès,* 30 *centigrammes.*

Pendant les trois jours suivants, 16, 17 et 18, la maladie demeura à peu près stationnaire; il y eut du côté du thorax persistance à droite et à gauche en arrière, du souffle bronchique, du râle crépitant, de la matité, de l'expectoration, qui tendait à prendre une teinte jus de pruneau; il y eût persistance aussi d'un certain mouvement fébrile, parfois presque nul; d'autres fois, un peu plus accéléré. Tous ces accidents ayant une physionomie telle, qu'ils étaient plutôt remarquables par leur ténacité que par leur violence. Au milieu de cette situation bizarre, le malade manifestait parfois de l'appétit. Nous nous bornâmes à continuer l'usage des potions kermétisées. Le 19, nous plaçâmes sur la poitrine un large vésicatoire; le malade prit une potion avec l'infusion de polygala et le sirop de quinquina. Le 20 et le 21, à cette même potion fut ajouté de l'éther sulfurique.

Cependant la situation du malade, loin de s'améliorer, tendait à s'aggraver, d'une manière lente à la vérité, mais notoire: ainsi, la faiblesse devenait générale. Aux symptômes pneumoniques, qui, depuis douze jours, demeuraient à peu près stationnaires, s'étaient joints du subdelirium, de la diarrhée, un affaiblissement très-marqué du pouls.

En dépit de tous nos efforts, nous pressentions une terminaison fatale, et nous nous étonnions de la physionomie de cette affection, qui, sans avoir au premier abord une intensité bien inquiétante, s'était montrée si opiniâtre, et prenait les caractères les plus graves et les plus menaçants, malgré l'application, en apparence opportune, de médications les plus variées.

Cependant, en présence d'un tel danger, il nous répugnait de demeurer inactif. Nous administrâmes une potion de sulfate de quinine associé au kermès, déterminé, dans cette circonstance, par l'idée de combattre la faiblesse plutôt que l'intermittence, à laquelle (nous devons l'avouer) nous ne pensions pas dans le moment. Le malade prit aussi un peu de vin rouge.

Le 23 au matin, l'amélioration nous parut frappante : cessation du subdelirium, pouls moins faible, facies évidemment meilleur, respiration moins oppressée.

Un changement tellement inespéré succédant à l'emploi du sulfate de quinine, nous fit naturellement penser à l'intermittence. Le malade, questionné dans ce sens, nous apprit que, pendant les six semaines qui avaient précédé son entrée à l'hôpital, il avait été affecté d'une fièvre tierce qui n'avait point été soignée ; que, depuis quelques jours, cette fièvre tierce s'était compliquée de toux, d'oppression, d'expectoration sanguinolente et d'une douleur vive dans l'épaule gauche. Une appréciation rétrospective du mouvement fébrile nous apprit de plus que, de deux jours l'un, vers 10 heures et demie, le malade éprouvait régulièrement un léger frisson ; qu'au moment du frisson il ressentait constamment une douleur dans le flanc gauche ; que l'accès se terminait pendant la nuit par un peu de moiteur ; et, rapprochant ces phénomènes fébriles des accidents pneumoniques qui jusqu'alors nous avaient exclusivement préoccupé, nous pûmes saisir la maladie dans son véritable ensemble, et nous expliquer les effets opiniâtrément négatifs des médications qui précédèrent l'emploi des fébrifuges.

Une deuxième potion fébrifuge kermétisée, avec addition de sirop diacode, fut administrée.

Le 24, l'amélioration de la veille s'était soutenue, avait

même progressé. Le pouls était moins accéléré et surtout bien moins faible. Les phénomènes pneumoniques eux-mêmes, jusqu'alors si stationnaires, tendaient à s'amoindrir et à s'effacer. Ainsi, évidemment moins d'oppression, râles crépitants plus humides, bien moins de matité et de souffle bronchique, expectoration encore un peu visqueuse, mais moins sanguinolente. Continuation du sulfate de quinine à la dose de 20 centigrammes, et associé au kermès et au sirop diacode.

Ces mêmes remèdes furent administrés depuis le 25 juin jusqu'au 30 du même mois. A cette dernière époque, toute trace de fièvre et de pneumonie avait disparu; la convalescence était réelle; les forces revenaient d'une manière sensible. Le 19 juillet, Géglo sortait de l'hôpital parfaitement guéri.

Réflexions. Voilà une fièvre rémittente tierce compliquée de pneumonie double, dans laquelle les phénomènes fébriles furent tellement éclipsés par les accidents pneumoniques, que, dans l'ignorance où nous étions d'abord des antécédents de l'affection, le véritable diagnostic ne put en être porté. Nous devons avouer que sans l'indication révélatrice que vint nous fournir le sulfate de quinine, la nature, à marche d'ailleurs si obscure, de cette affection fébrile, eût pu, précisément en raison de l'apparence trompeuse de ses phénomènes actuels, se trouver par nous méconnue.

Des faits de ce genre sont loin d'être rares dans la pratique médicale de nos contrées. Il arrive très-fréquemment que l'intermittence, c'est-à-dire le besoin du sulfate de quinine, ne se révèle à l'observateur que par les indices les plus fugaces et les plus difficiles à saisir et à combiner. Il est, en effet, des limites symptomatiques sur lesquelles les affections qui sont intermittentes et celles qui sont continues semblent en quelque sorte se confondre; et même, sous l'empire de certaines circonstances, la côntinuité apparente de la fièvre n'est pas exclusive du traitement par le quinine. Ces assertions ne sont point étranges pour les praticiens de nos contrées, pour eux qui ont journellement à lutter contre les mille et une transformations de la diathèse fébrile intermittente.

Le fait que nous venons de citer est à ranger dans cette catégorie. Les symptômes les plus saillants, au premier abord, furent ceux d'une pneumonie double. On crut alors le diagnostic complet; cependant il était bien loin de l'être, et il ne le devint réellement que lorsque l'on sut que cette pneumonie double s'était implantée sur une fièvre tierce datant déjà de six semaines, et que, parallèlement aux accidents pneumoniques, marchaient des accès intermittents. C'est alors que la maladie fut véritablement connue; c'est alors que les accidents viscéraux cessèrent d'être par eux-mêmes les indicateurs exclusifs du traitement, et que ce rôle essentiel dut être attribué à l'élément fébrile. L'efficacité si rapide, dans ce cas, du sulfate de quinine, le contraste que cet effet immédiat du fébrifuge vint faire avec l'insuffisance si notoire des médicaments précédemment employés, achevèrent de démontrer à nos yeux la nature de cette affection, qui fut à la fois périodique et pneumonique, et dans laquelle l'ensemble des symptômes, de même que les résultats du traitement, prouvèrent que l'élément fébrile intermittent fut l'élément primordial et dominateur.

2.e Observation.

Fièvre tierce devenue pernicieuse au 7.e accès. — Coïncidence d'une congestion pneumonique à gauche, d'un engorgement considérable de la rate, et d'un ictère. — Saignée, sulfate de quinine. — Guérison.

Audoü Louis, âgé de 21 ans, chasseur au 21.e régiment d'infanterie légère, entra à l'Hôtel-Dieu le 23 août 1842.

Le lendemain, 24, à la visite du matin, le malade était exempt de fièvre, la peau était fraîche; le pouls peu fréquent; la langue molle, humide, de teinte savonneuse; la face pâle, mais évidemment ictérique.

Ce jeune homme nous dit que, depuis douze jours, il était atteint de fièvre tierce, et que l'avant-veille il avait eu son sixième accès; il nous dit de plus que, vers l'âge de dix ans, il avait éprouvé une fluxion de poitrine à gauche.

Malgré son état d'apyrexie complète, le malade était notablement oppressé; l'auscultation nous apprit qu'en effet la respiration manquait ou n'était que très-imparfaite dans toute la zone sous-axillaire du poumon gauche, région dans laquelle elle ne se faisait qu'avec un timbre évidemment tubaire. Cette région était frappée de matité; du reste, aucun râle ne s'y faisait entendre, et il y avait absence totale d'expectoration.

A droite, au contraire, la respiration était pure, souple, moelleuse parfaitement vésiculaire, la sonorité parfaite. Du reste, le pouls était faible; les battements du cœur faibles aussi, mais exempts de tout bruit anormal. Il y avait voussure très-prononcée des cartilages sternaux à gauche, et l'impulsion du cœur se faisait sentir presque de niveau avec le sein gauche, c'est-à-dire un peu plus haut que d'ordinaire. Toutefois, le champ de la matité précordiale n'offrait rien d'exagéré.

Nous reconnûmes en même temps que la rate était tuméfiée au point que la main sous le rebord costal en contournait l'extrémité inférieure, et que plus haut la matité splénique se confondait, sur les limites du diaphragme, avec celle du poumon.

Bien que le malade n'offrît dans le moment aucun trouble fonctionnel capable d'alarmer, et que l'apyrexie fût parfaite, la triple coïncidence chez lui d'une fièvre tierce datant déjà de douze jours, d'un engorgement considérable d'un poumon, d'une tuméfaction non moins remarquable de la rate, la présence de cet ictère, le déplacement que semblait éprouver le cœur pressé et soulevé qu'il était sans doute au milieu des congestions auxquelles le poumon gauche, la rate et peut-être le foie se trouvaient en proie chez ce jeune homme, tous ces faits, isolément et surtout collectivement considérés, nous déterminèrent à lui faire prendre immédiatement une potion de soixante centigrammes de sulfate de quinine. Cette potion fut bien supportée.

Le même jour, à six heures du soir, l'apyrexie durait encore, Audou se sentait bien; à ce moment il descendit dans la salle 14, pour voir un de ses camarades. Pendant 4 heures encore l'apyrexie fut complète.

Mais, à 10 heures du soir, la scène changea totalement. Il survint un violent frisson avec tremblement général, douleur vive au côté gauche du thorax et du flanc, saccadée, toux sans expectoration. Bientôt chaleur intense, insomnie, soif dévorante ; cet état dura toute la nuit.

Le 25 au matin, l'anxiété précordiale était encore très-marquée, la respiration fréquente, oppressée; les battements du cœur tellement faibles, que la main ne percevait qu'avec peine un frémissement confus et comme éloigné ; le pouls trémulent comme dans l'imminence de la syncope; les mouvements des épaules et du torse retraçant ceux qui coïncident avec une menace de suffocation; la soif était extrême; la langue, sèche, attachée derrière les dents inférieures, ne pouvait être poussée au dehors; la teinte ictérique était plus prononcée que la veille; le poumon gauche, dans ses trois quarts inférieurs et postérieurs, était frappé d'une matité complète; le peu de bruit respiratoire qu'on y entendait ne se percevait que pendant l'expiration et avec un timbre tubaire, comme si les tuyaux bronchiques, comprimés dans leur pourtour, ne donnaient qu'avec peine passage au flot aérien. En avant, la respiration s'entendait mieux, mais elle n'était pas vésiculaire, elle était exagérée et presque tubaire aussi; c'était en arrière que la respiration était le plus obscure. Notons comme un fait négatif très-remarquable qu'au milieu de ces signes de violente congestion du poumon gauche, il n'apparaissait que peu ou point de râles; les seuls que par intervalle on pouvait saisir, étaient secs, sonores et nullement crépitants. Il y avait en même temps absence d'expectoration et de tout crachat pneumonique. L'engorgement splénique était le même que la veille. Dans le poumon droit, la respiration contrastait par son ampleur et sa souplesse ; elle était profonde et vésiculaire, traversée toutefois par quelques râles; de ce côté, sonorité thorachique complète. Au milieu de tous ces symptômes, le malade conservait l'intégrité parfaite de son intelligence.

Dans cet état de choses, la congestion du poumon gauche, et peut-être sa compression par l'engorgement splénique, et de plus cette fièvre tierce devenue pernicieuse à son septième accès, étaient véritablement les éléments essentiels de la situation et les faits indicateurs du traitement à faire.

Sous l'empire de ces idées, deux médications marchèrent parallèles : nous pratiquâmes immédiatement une saignée de bras, et nous donnâmes le sulfate de quinine à la dose d'un gramme.

Toutefois, la faiblesse du pouls était telle, que ce ne fut qu'avec un sentiment de crainte que nous nous déterminâmes à la saignée. Cependant, en balançant les avantages et les inconvénients de cette émission sanguine, il nous sembla que, dans l'imminence de suffocation où se trouvait le malade, il y avait plus de danger à s'en abstenir qu'à la pratiquer. Cependant la saignée fut bien supportée.

A partir de cette émission sanguine, l'anxiété et l'oppression diminuèrent notablement; le sulfate de quinine fut également bien supporté, et nous fûmes assez heureux pour voir tous ces troubles fonctionnels s'effacer avec la fièvre, qui se termina par de la moiteur.

Le lendemain, 26, il s'était opéré, tant dans les symptômes pulmonaires que dans les phénomènes fébriles une transformation complète. Le pouls, qui la veille était accéléré, ne donnait plus que 50 pulsations à la minute; le pouls était encore faible, mais à un bien moindre degré, et par moment même prenait une certaine rondeur; les battements cardiaques étaient également moins faibles, plus visibles, moins inégaux ; la coloration faciale plus artérielle, mais encore ictérique; mais, chose plus frappante encore, la respiration, qui s'entendait à peine la veille dans le côté gauche de la poitrine, y était devenue complète et parfaitement perceptible, et même à peine différente de celle du poumon droit. Le côté gauche du thorax, qui la veille était frappé de matité, était devenu sonore dans toute son étendue. Il est vrai qu'une douleur se faisait encore sentir dans la moitié gauche de la poitrine; mais cette douleur, avait dit le malade, lui était assez habituelle depuis une fluxion de poitrine que neuf ans auparavant il avait éprouvée de ce côté, et pouvait d'ailleurs être également attribuée, dans le moment, au gonflement de la rate, lequel était encore sensible au toucher sous le rebord costal, et avait ainsi survécu à la congestion paroxystique du poumon. La toux saccadée de la veille s'était calmée; la langue, moins pâle, moins savonneuse, prenait une teinte rosée sur ses bords; il y avait un peu de diarrhée; cette diarrhée datait du commencement même de la maladie. Nous donnâmes 75 centigrammes de sulfate de quinine additionnés de quelques gouttes de laudanum de Sydenham. Le malade prit du gruau, du bouillon et un peu de vin rouge.

Le 27, nous apprîmes que l'accès qui, la veille, devait avoir lieu vers dix heures du soir, avait manqué; qu'à la vérité, la nuit s'était passée presque sans sommeil; qu'il y avait eu une moiteur notable, mais nulle trace des formidables accidents de l'avant-dernier accès. Au matin, l'apyrexie était complète; le pouls lent; la région thorachique gauche sonore; l'engorgement splénique avait lui-même disparu, cependant le flanc gauche était encore un peu endolori; la respiration à gauche était encore un peu différente de celle du côté droit; le teint un peu ictérique, et il n'y avait eu qu'une seule selle liquide. Une potion de 50 centigrammes de sulfate de quinine avec quelques gouttes de laudanum liquide de Sydenham fut administrée.

Du 28 août au 1.er septembre, on continua l'usage du sel fébrifuge; il n'y eut pas vestiges d'accès; bientôt, retour des forces, de l'appétit, des selles naturelles, du sommeil; en un mot, convalescence parfaite. L'ictère disparut aussi.

Le 27 septembre, jour de la sortie, la région de la rate était parfaitement sonore et la respiration aussi complète à gauche qu'à droite.

Réflexions. Cette observation nous semble remarquable sous plusieurs rapports,

Nous signalerons 1.° cette fièvre tierce qui, d'abord simple, se compliqua bientôt d'accidents si formidables, qu'ils faillirent entraîner la mort au septième accès.

2.° Cette congestion pulmonaire si étendue, si complète, envahissant au degré d'hépatisation tout un côté du thorax.

3.° Cet engorgement splénique si considérable, que la main contournait l'extrémité de la rate sous le rebord des fausses côtes; engorgement qui se combinait avec la fluxion pulmonaire déjà signalée, et sans doute avec une affection hépatique que pouvait faire présumer l'ictère; triple coïncidence de fluxions viscérales sus et sous diaphragmatiques, qui persista dans l'intervalle des accès, et qui, s'exaspérant sous l'influence du paroxysme pernicieux, dut avoir sa grande part dans les accidents effrayants qui le caractérisèrent.

4.° Nous devons mentionner encore les troubles fonctionnels qu'offrit le cœur chez ce malade, cette trémulence, cette faiblesse extrême du pouls et des battements cardiaques, phénomènes qui, rapprochés de la triple coïncidence, dans ce cas, d'une pneumonie à gauche, d'un énorme engorgement splénique, et peut-être d'une congestion du foie, comme semblait l'indiquer l'ictère, s'expliqueraient assez naturellement par la gêne mécanique que ces organes ainsi congestionnés pouvaient exercer sur l'organe central de la circulation placé au milieu d'eux, et devant, bien plus souvent qu'on ne le pense peut-être, être modifié dans ses fonctions par les changements que les organes qui sont dans son voisinage éprouvent dans leur volume, dans leur pesanteur, dans leur situation, dans leurs rapports réciproques.

5.° Nous ferons remarquer avec quelle rapidité s'évanouirent dans cette circonstance, devant le sulfate de quinine, la fièvre et les congestions viscérales coïncidentes; rapidité telle que le poumon gauche, par exemple, fut, à une distance de vingt-quatre heures, frappé de matité dans sa presque totalité, puis soudainement devenu sonore et perméable au flot aérien.

6.° Nous insisterons sur le contraste qu'offrirent, au point de vue symptomatique, les phénomènes fébriles et les lésions viscérales; les premiers ayant été essentiellement intermittents et les lésions viscérales ayant bien positivement persisté dans l'intervalle apyrétique qu'il nous fut donné de constater, bien que (il faut le dire) nous les vîmes s'exaspérer notablement sous l'influence même du paroxysme.

7.° Nous signalerons l'ordre hiérarchique des symptômes et accidents constitutifs de cette grave maladie, ordre qui fut tel que, dans ce cas, la fièvre fut évidemment le phénomène primordial, et que les congestions pulmonaire, splénique et hépatique n'eurent, en quelque sorte, qu'une importance secondaire, puisqu'elles naquirent et se développèrent sous l'influence de la fièvre intermittente, et que le remède qui triompha de la fièvre les fit coïncidemment disparaître.

8.° Les accidents pulmonaires graves qui sont venus compliquer la fièvre tierce dont Audou était atteint, s'expliqueraient-ils en partie par une prédisposition maladive des organes respiratoires?

Nous serions très-disposé à le croire. Ce jeune homme était d'une constitution lymphatique, avait la poitrine étroite et déformée par une voussure très-sensible le long du bord gauche du sternum; il avait éprouvé, disait-il, vers l'âge de dix ans, une affection pulmonaire aiguë.

Avec de telles prédispositions, doit-on s'étonner qu'une fièvre intermittente ait été chez lui plus grave et plus compliquée que chez un sujet parfaitement sain.

Le plus souvent, en effet, les accidents divers qui peuvent compliquer les fièvres d'accès, ont leur cause principale dans l'affection chronique de quelque viscère.

Les fièvres dites pernicieuses ne sont bien fréquemment que le résultat combiné d'une fièvre d'accès et de l'exaspération que, sous l'influence de ces paroxysmes, une affection viscérale habituelle a momentanément éprouvée.

De telle sorte que les fièvres d'accès, chez les individus porteurs de maladies chroniques, tendent rapidement à devenir pernicieuses. Chez eux, en effet, les accès fébriles les plus légers, les plus simples au premier abord, peuvent donner à la maladie habituelle une impulsion telle, qu'il se manifeste des accès graves, et que la vie est alors menacée.

Tel fut sans doute le cas d'Audou; tel est aussi le cas de bien des personnes, dans les contrées où règnent les fièvres intermittentes; et voilà pourquoi les fièvres pernicieuses, qui, envisagées à ce point de vue étiologique, peuvent se rencontrer chez les jeunes gens, puisqu'ils ne sont point à l'abri des maladies chroniques, s'observent cependant d'autant plus fréquemment que les sujets sont plus avancés en âge, c'est-à-dire que les chances de maladies chroniques sont plus probables et plus profondément établies.

Un autre fait, cité dans ce travail, justifie cette manière de voir sur l'explication pathogénique d'un certain nombre de fièvres pernicieuses.

Tels furent les principaux phénomènes de cette affection complexe qui, complétement identique au point de vue diathésique avec l'observation précédente, en différa cependant, comme on a pu le remarquer, par l'évidence notoire des phénomènes caractéristiques de l'intermittence.

3.e OBSERVATION.

Fièvre quarte avec rechutes successives depuis un an. — Pneumonie intercurrente du côté gauche. — Saignées générales et locales. — Insuffisance des émissions sanguines. — Nécessité de compléter le traitement par l'emploi du sulfate de quinine. — Guérison.

Blanchard, Julien, âgé de 29 ans, scieur de long au chantier d'Indret, d'une constitution forte et pléthorique, était, depuis un an, atteint d'une fièvre quarte avec rechutes incessantes. Les accès avaient ordinairement lieu le soir, et se terminaient pendant la nuit par des sueurs abondantes. Cette fièvre, qui ne l'empêchait point de vaquer à ses travaux de chaque jour, ne s'accompagnait ni d'engorgement splénique, ni même de splénodynie.

Blanchard était depuis quelque temps dans un de ces courts intervalles d'apyrexie que lui procurait le sulfate de quinine, lorsqu'il fut pris de toux. Cette toux, après avoir duré pendant neuf jours, se compliqua tout à coup d'une vive douleur dans le cou à gauche, puis dans l'épaule, puis dans le côté correspondant; cette douleur, qui, pour la première fois, parut vers neuf heures du soir, c'est-à-dire à peu près à l'heure où les accès de la fièvre quarte avaient coutume de débuter, s'accompagnait en même temps d'oppression, d'expectoration sanguinolente ; en un mot, de tous les symptômes d'une violente pneumonie. Depuis neuf jours que cet état grave durait, chaque nuit le malade éprouvait des sueurs abondantes qui se prolongeaient même dans la journée; du reste, il ne ressentit aucun frisson pouvant faire croire à la coïncidence de la fièvre quarte. Deux saignées de bras avaient été faites, 30 sangsues en deux fois avaient été appliquées, et le malade n'éprouvait aucun amendement dans ses accidents pneumoniques, qui, le 23 août 1842, jour de son entrée à l'Hôtel-Dieu, se montraient tout aussi intenses qu'au premier jour.

Le lendemain, 24, au matin, nous trouvâmes le pouls très-faible, accéléré, et le corps inondé d'une sueur visqueuse et abondante; la respiration était oppressée; tout le côté gauche du thorax, particulièrement en arrière et dans la zone sous-axillaire était frappé d'une matité complète et d'obscurité respiratoire. Il y avait souffle tubaire, bronchophonie, expectoration sanguinolente couleur jus de pruneaux.

Il était évident que nous nous trouvions en présence d'une pneumonie au degré d'hépatisation ; l'opportunité de la saignée ou des contro-stimulants dut tout d'abord s'offrir à notre esprit; mais, considérant que deux saignées générales et deux saignées locales avaient déjà été pratiquées; qu'elles s'étaient montrées infructueuses ou insuffisantes, comme semblait le prouver l'état stationnaire de la pneumonie depuis neuf jours; considérant de plus les antécédents fébriles du malade, qui depuis un an était atteint de fièvre quarte ; nous préoccupant aussi de la faiblesse extrême et de cette sueur profuse dans laquelle il se trouvait plongé, nous pensâmes que bien que la marche de la maladie ne révélât point d'accès périodiques, il pouvait bien se faire que dans cette circonstance il y eût un élément fébrile intermittent, qu'avant tout, il était nécessaire de l'éliminer, et que l'opportunité de la saignée s'éffaçait ici devant celle du sulfate de quinine, dont l'emploi nous semblait immédiatement indiqué.

D'après cette manière de voir, nous administrâmes une potion fébrifuge, à la dose de 50 centigrammes de sulfate de quinine.

Il y eut du retard dans l'administration de cette potion : à 6 heures et demie du soir, le malade n'en avait encore pris que la moitié, et aucun changement ne se manifesta dans sa situation. Même oppression, même fréquence de la respiration ; viscosité glutineuse des crachats, qui sont abondants et teints d'une nuance sanguine uniforme ; persistance des signes stéthoscopiques déjà mentionnés, signes qui indiquaient une hépatisation complète des deux tiers postérieurs du poumon gauche.

Les troubles fébriles conservaient aussi le même caractère : le pouls était accéléré, très-faible ; la peau était couverte d'une sueur chaude qui avait duré toute la journée, avait imbibé d'une vapeur fumante son gilet de flanelle, sa chemise et jusqu'à ses couvertures. Cette sueur tendait à se refroidir au moindre contact de l'air extérieur. Il y avait eu dans la journée quelques selles diarrhéiques, et cette diarrhée datait de huit à neuf jours, c'est-à-dire du début même de la maladie.

Le 25, pendant la nuit, sueur aussi abondante que la veille. Au matin, pouls moins fréquent mais toujours faible. Point de diarrhée ; du reste, expectoration toujours sanguinolente, glutineuse, adhérant au fond du vase ; matité et souffle tubaire dans la partie postérieure du poumon. (Deuxième potion fébrifuge avec 50 centigrammes de sulfate de quinine. Un bouillon.)

Le 26, nuit meilleure encore que les précédentes ; un peu de sommeil, moins d'abondance dans la sueur. Au matin, le pouls n'est qu'à 75 pulsations ; il est moins faible, plus consistant ; expectoration sanguinolente visqueuse, comme les jours précédents, mais respiration moins oppressée, moins accélérée, avec bien moins de douleur au côté gauche ; souffle tubaire traversé de nombreuses bulles de ronchus crépitant redux, dans la fosse sus et sous-épineuse, dans la région scapulaire et même sur les limites du plancher diaphragmatique ; évidemment moins de matité en arrière et sur le côté ; à droite, la respiration avait toujours été et était encore parfaitement normale. On prescrivit encore la même dose de sulfate de quinine, et de plus du vin rouge et du gruau.

Le 27, nouveau progrès dans l'amélioration si notable de la veille. Le pouls était apyrétique, souple, sans roideur, donnant 70 pulsations ; la peau était fraîche, sans moiteur. Pendant la nuit, absence de sueur. Un râle sous-crépitant très-prononcé régnait depuis la fosse sus-épineuse jusqu'à la base du poumon en arrière ; à droite, respiration toujours normale, mais traversée par quelques râles sibilant. Le malade n'éprouvait plus la même faiblesse ; il se dressait avec aisance sur son séant et ne ressentait plus qu'un très-léger endolorissement du flanc gauche. Il y avait encore un peu de diarrhée ; du reste, la langue était molle, humide, moins pâle que précédemment. (Troisième potion fébrifuge de quinine. Vin rouge, gruau.)

Le 28, même prescription.

Le 29, sans augmentation bien notable dans la fréquence du pouls et sans cause connue, l'endolorissement du côté gauche se prononça davantage ; il y eut quelques crachats sanguinolents. Application de dix sangsues sur le point douloureux.

Le lendemain, 30 août, la douleur du côté gauche avait disparu, la convalescence se prononçait.

Le 10 septembre, Blanchard sortit de l'hôpital parfaitement guéri de sa pneumonie; il n'y eut pas traces d'accès de fièvre, et malgré la fièvre quarte dont il était depuis si longtemps atteint, la percussion de la région splénique ne décela aucun engorgement du viscère qui y est contenu.

Réflexions. Nous ne redirons point les motifs qui nous déterminèrent à préférer dans ce cas le sulfate de quinine à la saignée ; nous croyons les avoir suffisamment expliqués dans le cours de cette observation.

Le résultat que nous devons constater, c'est que l'emploi du fébrifuge fut immédiatement suivi d'une amélioration que des antiphlogistiques, depuis neuf jours largement employés, avaient été inhabiles à procurer.

Nous savons bien que dans cette circonstance, où il

n'y eut point coïncidemment avec la pneumonie simultanéité évidente d'accès fébriles, il nous est impossible de démontrer péremptoirement l'opportunité du sulfate de quinine.

Le cours de cette pneumonie qui s'était implantée sur une fièvre quarte datant déjà d'une année, ne se signala par aucun accès fébrile bien déterminé; il est vrai qu'il y eut toutes les nuits et constamment des sueurs profuses, abondantes; il est vrai que la maladie ne rétrograda point devant les moyens qui la font ordinairement rétrograder. Mais, nous le répétons, rien de périodique ne se fit remarquer, et, sous ce rapport, l'emploi que nous fîmes du sulfate de quinine manque de sanction, de justification.

Toutefois, si un pareil fait se présentait encore à notre observation, nous n'agirions sans doute pas autrement que nous avons fait, persuadé que dans des cas analogues à celui que nous venons de citer, les antécédents de la maladie, l'état de la circulation cardiaque, l'état des forces, etc, peuvent devenir, même en présence de congestions viscérales instantes et menaçantes, la source principale, je dirais même exclusive des indications curatives, et que, dans la maladie dont nous venons de raconter l'histoire, il fallut se décider, quant au traitement, plutôt d'après les antécédents fébriles du malade que d'après l'état congestionnel du poumon, quelque menaçant et intense qu'il se manifestât d'ailleurs actuellement à nos yeux.

Dans ce cas, en effet, un poumon était dans sa presque totalité frappé d'hépatisation. Une fluxion éminemment sanguine avait envahi dans sa moitié le plus sanguin de tous nos viscères, et cependant la saignée dut être écartée, le sulfate de quinine dut lui être préféré; et cependant l'insuccès ne vint point démentir les indications qui firent préférer ce dernier remède; loin de là, l'amélioration rapide que sous son influence le malade éprouva, pourrait très-rationnellement lui être exclusivement attribuée, tant il est vrai que les conditions générales et antécédentes au milieu desquelles se développe une maladie viscérale, impriment à cette affection un cachet en quelque sorte imprescriptible et dont il est bien important de tenir compte dans l'institution des moyens de traitement.

4.e OBSERVATION.

Fièvre tierce ayant été mortelle au 2.e accès. — Gonflement énorme de la rate. — Diffluence de son parenchyme. — Caillot sanguin dans les cavités droites du cœur. — Pneumonite chronique à droite.

Thilven, âgé de 68 ans, ancien tonnelier, ayant éprouvé des revers de fortune, entra à l'Hôtel-Dieu de Nantes en octobre 1842, pour une affection pulmonaire offrant les caractères d'une bronchite chronique. Le malade, qui toussait et crachait depuis longtemps déjà, sollicitait un certificat pour entrer à l'hospice de Saint-Jacques comme vieillard infirme. Ce certificat lui avait été promis et devait bientôt lui être accordé, son état nécessitant plutôt un asile et des précautions de régime qu'un traitement médical actif.

Sa position, depuis une vingtaine de jours qu'il était

entré à l'Hôtel-Dieu, n'avait point offert de changement notable, lorsqu'un matin il se plaignit d'avoir éprouvé, la veille avant midi, un frisson si violent et si prolongé, qu'une grande partie de la journée il n'avait pu se réchauffer, et avait été très-malade.

Du reste, au moment où il racontait ce fait, il était comme à son ordinaire, et n'éprouvait plus de traces de son malaise de la veille.

Ces rapports n'étaient point, en effet, justifiés par quelque malaise que l'on pût constater, et ils s'expliquaient assez naturellement par le refroidissement de la température, et par la position du lit du malade qui était telle qu'il était exposé à l'influence des courants d'air.

Le lendemain encore, le malade dit avoir bien passé la journée et la nuit; et rien, en effet, ne paraissait changé à sa position habituelle; il toussait, mais pas plus qu'à l'ordinaire; il possédait toute l'intégrité de son intelligence, et il n'y avait point de fièvre.

Cependant, le même jour, à midi, ce malade fut de nouveau pris d'un frisson qui ne discontinua pas depuis ce moment jusqu'à 8 ou 9 heures du soir, époque à laquelle il fut surpris par la mort, sans avoir pu le moindrement se réchauffer; il succomba ainsi au milieu de ce second accès de fièvre tierce dans la période algide, après une apyrexie de 24 heures, pendant lesquelles le malade n'avait rien offert d'extraordinaire, et était rentré dans les allures de son état de santé habituelle.

Voici ce qu'offrit l'autopsie, qui fut faite 24 heures après la mort :

Le poumon droit présentait une induration rouge de

la totalité de son lobe moyen et de son lobe supérieur ; point de tubercules dans le parenchyme pulmonaire.

Le poumon gauche était sain, sauf à la base et en arrière, où se voyait un engouement sanguin semblable à celui des derniers moments.

Le cœur était flasque, et dans le ventricule droit se trouvait un énorme caillot sanguin.

La rate était énorme : elle était au moins aussi volumineuse que le foie ; elle paraissait dense à sa surface extérieure, et la membrane fibreuse qui l'enveloppait offrait une surface tendue et résistante à la pression ; l'incision de l'enveloppe fibreuse montra que le parenchyme splénique était atteint d'une diffluence complète, et que la résistance qu'offrait la membrane enveloppante tenait à la distension excentrique du parenchyme, ramolli et engorgé outre mesure. Cette rate avait bien un pied de long sur un demi-pied d'épaisseur.

Réflexions. Cette maladie fut remarquable par la coïncidence qu'elle offrit d'une fièvre tierce algide éclatant sans aucun prélude, et d'une pneumonite chronique affectant le côté droit de la poitrine, par la rapidité insidieuse avec laquelle survint la mort au deuxième accès, dans la période même du frisson ; par les prédispositions spéciales dans lesquelles se trouvait le sujet, qui, affaibli par l'âge, par les chagrins, par la lésion d'un viscère important (une pneumonite chronique), offrait précisément des conditions telles, que lorsque, dans de semblables circonstances, une fièvre intermittente vient à se manifester, elle a la plus grande tendance à revêtir immédiatement un caractère pernicieux, comme les vieillards nous en offrent de si fréquents exemples. Cette maladie fut, de plus, remarquable par l'état très-significatif dans lequel se trouvait la rate, état tel que son volume était huit fois plus considérable peut-être que dans les conditions normales, et que son tissu se trouvait, en raison de sa diffluence, transformé en une sorte de bouillie épaisse.

Nous disons que cet état pathologique de la rate est très-significatif, en ce qu'il nous montre au doigt et à l'œil quels sont, dans certains cas, les effets viscéraux des accès fébriles. Voilà ce que deux paroxysmes ont ici suffi pour produire. Dans d'autres cas de mort au milieu d'accès pernicieux, nous avons trouvé des lésions plus graves et plus nombreuses encore; la rate était toujours énormément engorgée, mais le foie l'était aussi lui-même; les poumons, et surtout celui du côté gauche, étaient, vers leur base, frappés d'engouement; de sorte que, dans certains cas donnés de fièvres pernicieuses, les viscères placés au-dessus et au-dessous du diaphragme ont été atteints des lésions les plus graves et les plus profondes.

Ces effets si terribles et quelquefois si soudains des fièvres intermittentes, nous montrent à quelles oscillations violentes est livrée la masse du sang sous l'empire des accès fébriles, oscillations telles que, dans un temps donné, il quitte la périphérie du corps pour se réfugier dans la profondeur des viscères, et que, immédiatement après, obéissant à une loi contraire, il s'élance du sein même des organes profonds pour se répandre vers les zones périphériques du corps tout entier et de chaque système viscéral en particulier, en manifestant ce mouvement excentrique par le gonflement, la rougeur, l'épanouissement de la peau, du tissu cellulaire, de même que par les quantités particulières des diverses sécrétions.

Il y aurait assurément de curieux rapprochements à établir entre l'état fonctionnel et anatomique des viscères pendant le frisson des accès et leur état pendant la période d'expansion; des différences fondamentales entre ces deux périodes extrêmes du paroxysme fébrile seraient sans doute signalées.

Ces occasions d'études se sont rarement présentées, et la vertu merveilleuse du quinquina nous met le plus souvent dans l'heureuse impossibilité de nous livrer à de telles observations.

Mais, lorsqu'il en a été autrement, il est curieux de constater les effets des fièvres intermittentes pernicieuses sur les viscères; et voilà pourquoi nous avons été désireux de citer le fait précédent. Nous l'avons, avant tout, cité dans ce travail, parce qu'il se rapprochait des autres observations qui y sont relatées, et que, comme elles, il offrait un exemple remarquable de l'état morbide complexe constitué par la coïncidence d'une fièvre intermittente et d'une pneumonie, et que, dans cette observation dernière, cet état morbide fut remarquable à un double titre, puisqu'il nous fut donné de signaler à la fois l'indépendance et la spécificité symptomatiques de chacun des éléments de cette affection pendant la vie, de même que l'indépendance et la spécificité des lésions viscérales corrélatives après la mort.

Nous terminerons ce mémoire par quelques propositions résumant d'une manière générale la plupart des faits contenus dans ce mémoire et dans celui que nous avons lu à la Section en 1842.

Première proposition. — La coïncidence de la fièvre intermittente et de la pneumonie peut s'offrir sous trois conditions différentes : dans un premier cas, la fièvre intermittente, après avoir existé à l'état simple pendant un certain temps; se complique incidemment de pneumonie ou de congestion pneumonique.

Dans un deuxième cas, la fièvre intermittente et la pneumonie peuvent être contemporaines l'une de l'autre. Leur apparition est simultanée, et leur marche à peu près parallèle.

Enfin, dans une troisième circonstance, l'antériorité d'existence appartient à la pneumonie, et elle se complique soudainement dans son cours d'accès fébriles réguliers qu'aucun antécédent n'avait pu faire pressentir. Tel fut le cas de notre quatrième et dernière observation.

2.e *Proposition.* — Les fièvres périodiques compliquées de pneumonie peuvent affecter tous les types possibles. Cependant, cette maladie complexe étant donnée, la fièvre coïncidente présentera, dans son cours, plutôt des rémissions que des intermittences véritables, comme le prouvent évidemment nos observations diverses, dans lesquelles les paroxysmes étaient plutôt avec rémittence qu'avec périodicité franchement quotidienne, tierce ou double-tierce. Du reste, le type de la fièvre peut, dans ces cas, se trouver, pour les degrés d'intensité et d'évidence, assujetti à toutes les éventualités qui rendent parfois si mobile et si bizarre le cours et le tableau des fièvres d'accès.

3.e *Proposition.* — Dans les fièvres intermittentes ou rémittentes compliquées de pneumonie, le diagnostic de l'élément congestionnel de la maladie est toujours, à quelques exceptions près, plus facile que celui de son élément fébrile. La pneumonie, dans ces cas, ne diffère point, en effet, quant à la marche, quant aux symptômes, nous dirions même quant au traitement, de la pneumonie exempte d'un principe fébrile intermittent. Cependant, il faut le dire, la pneumonie est, jusqu'à un certain point, assujettie aux oscillations et variations périodiques de la fièvre; bien qu'en général persistante, elle s'exaspère avec le paroxysme, elle s'amoindrit avec la rémittence; toutefois, nous le répétons, dans l'immense majorité des cas qu'il nous a été donné d'observer, la pneumonie ne disparut jamais totalement, quelque complète que pût être d'ailleurs la rémission ou même l'intermittence de la fièvre.

4.e *Proposition.* — Les maladies que nous étudions ici ont été habituellement désignées sous le nom de fièvres pernicieuses pneumoniques. Cette dénomination ne nous a pas semblé toujours justifiée par la nature des phénomènes observés; et, en effet, pour que cette dénomination fût à l'abri de toute critique, il faudrait que l'évolution des faits prouvât que les accidents pneumoniques n'eussent jamais qu'une signification purement et exclusivement fébrile, qu'ils ne fussent qu'un masque emprunté transitoirement et accidentellement par la fièvre intermittente pour se révéler à nos yeux.

Or, sans vouloir nier d'une manière absolue l'existence de ces éventualités fébriles, nous pensons, du reste, au nom seulement de nos observations propres, que les cas auxquels est légitimement applicable la dénomination de fièvres pernicieuses pneumoniques, ne se présentent que très-exceptionnellement.

Nous ne nions pas que les deux éléments morbides qui constituent ces maladies complexes ne puissent assurément avoir simultanéité de date, d'apparition, de cause; en un mot, identité de nature, de sorte que la pneumonie fût essentiellement subordonnée à la fièvre; mais, nous le répétons, le plus souvent il n'en est pas ainsi.

Le plus souvent, au contraire, la fièvre intermittente et la pneumonie, bien que marchant parallèles dans un temps donné, se comportent entre elles de manière à prouver que, symptomatiquement et même thérapeutiquement parlant, ces deux éléments morbides (la fièvre intermittente et la pneumonie) sont, jusqu'à un certain point, indépendants l'un de l'autre; de telle sorte qu'à la dénomination de fièvres pernicieuses pneumoniques, par laquelle, dans notre premier mémoire, nous avions désigné ces maladies complexes, nous avons préféré, dans celui-ci, l'appellation un peu plus longue, mais plus conforme, suivant nous, à la nature des faits, de *fièvres intermittentes ou rémittentes compliquées de pneumonie.*

5.e *Proposition.* — Cependant nous sommes loin de vouloir contester l'existence des fièvres pernicieuses pneumoniques; la réalité de ces maladies est attestée par tous les auteurs anciens et modernes qui ont parlé des fièvres intermittentes avec connaissance de cause, par ceux qui ont été à même de les observer sur une échelle un peu large. Il n'est peut-être pas un praticien dans nos contrées qui n'ait à en citer quelques exemples; et s'il nous était permis d'invoquer nos propres observations, nous dirions que plusieurs de celles qui sont citées dans nos deux mémoires attesteraient la réalité de ces affections fébriles. Après tout, on ne concevrait pas trop pourquoi l'appareil pulmonaire ne servirait pas à la manifestation de la diathèse fébrile intermittente, lorsque nous voyons que, sous l'empire de certaines circonstances données, aucun de nos organes n'est en quelque sorte à l'abri de la mystérieuse influence de cette diathèse fébrile.

6.e *Proposition.* — Nous devons dire que, dans les cas de fièvres intermittentes ou rémittentes compliquées de pneumonie, nous n'avons que rarement observé la coïncidence avec la fluxion pneumonique d'un engorgement de la rate. Cependant cette coïncidence s'est présentée à nous d'une manière non équivoque.

Mais, si l'engorgement de la rate n'a été qu'assez peu fréquemment sensible à la palpation et au toucher, il est un symptôme qui a très-habituellement coïncidé avec ces fièvres compliquées de pneumonie; nous voulons parler d'un endolorissement très-prononcé de la région splénique.

Cette splénodynie a été signalée tant dans les cas où la pneumonie siégeait à gauche (ce qui arrive le plus fréquemment), que dans ceux même où la congestion pneumonique occupait exclusivement le côté droit de la poitrine; de sorte que, dans les fièvres intermittentes ou rémittentes compliquées de pneumonies, soit à gauche, soit même à droite, il s'est trouvé assez rarement que la région de la rate eût été complétement exempte d'un endolorissement plus ou moins prononcé, précisément, sans doute, par la raison qui fait que, dans les fièvres intermittentes, cette douleur splénodynique est un des symptômes les plus habituels.

7.e *Proposition.* — Dans plusieurs cas de fièvres intermittentes compliquées de pneumonies à gauche, il se trouvait que le point de côté, résultant sans doute alors de la fluxion pneumonique et de la splénodynie des fièvres d'accès, acquérait une intensité véritablement extraordinaire, et constituait, pendant le paroxysme, le phénomène essentiellement pernicieux. La partie moyenne du rebord des fausses côtes gauches était dans ces cas le foyer de cette douleur extrême, et le côté gauche de la poitrine devenait ainsi le centre d'irradiations douloureuses qui, s'élançant à la fois vers le haut du thorax et vers la hanche, reproduisaient en même temps les anxiétés de l'angine de poitrine et les douleurs atroces de la névralgie iléo-lombaire et de la sciatique : ces douleurs, envahissant ainsi toute la moitié gauche du corps, paralysaient à la fois la respiration, la circulation même, toutes les forces musculaires, et étaient dans ces cas plus immédiatement menaçantes que la fluxion pneumonique elle-même ; la vie était alors sérieusement compromise par la douleur qu'exaspérait chaque accès, et il était urgent d'y mettre un terme par l'emploi du sulfate de quinine.

8.e *Proposition.* — Il s'est trouvé des cas dans lesquels, en même temps que la pneumonie siégeait à gauche, la fièvre intermittente s'accompagnait non-seulement d'une splénodynie, mais encore d'un engorgement de la rate assez considérable pour devenir sensible à la percussion et sous le rebord de l'hypocondre gauche, et quelquefois même d'une congestion hépatique se révélant par un ictère. Nous avons remarqué que dans ces cas le danger de mort grandissait encore, et que la maladie avait alors le caractère le plus éminemment pernicieux. Dans ces cas, les troubles cardiaques étaient extrêmes, il y avait des menaces de lypothymies, le pouls était faible, accéléré, au plus haut point dépressible; et cet état, dont notre deuxième observation offre un exemple trop frappant s'explique assez naturellement par la gêne qu'éprouve le cœur, placé qu'il est au milieu des perturbations profondes qu'éprouvent alors dans leur circulation, et nécessairement dans leur volume, les viscères sus et sous-diaphragmatiques, viscères qui circonscrivant en quelque sorte le cœur et les organes principaux de la circulation centrale doivent, par le fait seul de leur engorgement, exercer sur eux l'influence la plus directe et la plus immédiate.

Ici, messieurs, se terminent les études et considérations auxquelles ont pu donner lieu ces observations diverses de fièvres intermittentes ou rémittentes compliquées de pneumonies. Plus tard, nous désirons vous soumettre d'autres observations sur la coïncidence de la fièvre intermittente et de la bronchite.

NANTES, IMPRIMERIE DE M.me V.e CAMILLE MELLINET. — 39,724.

www.ingramcontent.com/pod-product-compliance
Ingram Content Group UK Ltd.
Pitfield, Milton Keynes, MK11 3LW, UK
UKHW021621260726
13965UKWH00007B/1411